S. Modrow (Hrsg.)

Umgang mit schwangerschaftsrelevanten Infektionserregern aus Sicht des Mutterschutzes

Wissenschaftliche Grundlagen

ecomed MEDIZIN

Bibliografische Informationen der Deutschen Nationalbibliothek
Die Deutsche Nationalbibliothek verzeichnet diese Publikation in der Deutschen Nationalbibliografie; detaillierte bibliografische Daten sind im Internet über <http://www.dnb.de> abrufbar.

Bei der Herstellung des Werkes haben wir uns zukunftsbewusst für umweltverträgliche und wiederverwertbare Materialien entschieden.

ISBN 978-3-609-10535-2

E-Mail: kundenservice@ecomed-storck.de
Telefon: 089/2183–7922
Telefax: 089/2183–7620

Titelbild: https://stock.adobe.com/de/

BGW
Berufsgenossenschaft
für Gesundheitsdienst
und Wohlfahrtspflege

S. Modrow (Hrsg.)
Umgang mit schwangerschaftsrelevanten Infektionserregern aus Sicht des Mutterschutzes

www.ecomed-storck.de
www.ecomed-medizin.de

Satz: Fotosatz Pfeifer, Krailling
Druck: CPI books, Leck

Herausgeberin und federführende Autorin

Prof. Dr. rer. nat. Susanne Modrow, Institut für Medizinische Mikrobiologie und Hygiene, Universität Regensburg

Mitwirkende Autor*innen

Dr. med. Caroline Bernhard-Klimt

Dr. med. Adelheid Burkart-Reichl

Dr. vet. med. Anja Buschulte

Dr. med. Sabine Ewerbeck

Prof. Dr. med. Uwe Groß

Dr. med. Daniela Huzly

Dr. rer. nat. Gisela Martens

Dr. med. Stephanie Padberg

Dr. med. Johanna Stranzinger

Dr. (Yu) Marija Tot

Dr. rer. nat. Sabine Werner

Autorenverzeichnis

Dr. med. Caroline Bernhard-Klimt
ehem. Landesamt für Umwelt- und Arbeitsschutz
Fachbereich betrieblicher, sozialer und medizinischer Arbeitsschutz
Saarland, Saarbrücken

Dr. med. Adelheid Burkart-Reichl
ehem. Betriebsärztlicher Dienst
Klinikum Barmherzige Brüder
Regensburg

Dr. vet. med. Anja Buschulte
Bundesinstitut für Risikobewertung
Abteilung Biologische Sicherheit
Berlin

Dr. med. Sabine Ewerbeck
Betriebsärztlicher Dienst
Universitätsklinikum Heidelberg
Heidelberg

Prof. Dr. med. Uwe Groß
Institut für Medizinische Mikrobiologie und Virologie
Universität Göttingen
Göttingen

Dr. med. Daniela Huzly
Institut für Virologie
Universitätsklinikum Freiburg
Freiburg

Dr. rer. nat. Gisela Martens
Berufsgenossenschaft Rohstoffe und chemische Industrie
Heidelberg

Dr. med. Stephanie Padberg
Corporate Member of Freie Universität Berlin and Humboldt-Universität
Institut für Klinische Pharmakologie und Toxikologie, Pharmakovigilanz und
Beratungszentrum für Embryonaltoxikologie
Universitätsmedizin Berlin
Berlin

Dr. med. Johanna Stranzinger
Berufsgenossenschaft für Gesundheitsdienst und Wohlfahrtspflege
Hamburg

Dr. (Yu) Marija Tot
Landesinstitut für Arbeitsschutz und Arbeitsgestaltung
Nordrhein- Westfalen
Düsseldorf

Dr. rer. nat. Sabine Werner
Institut für Arbeitsschutz, DGUV
Heidelberg

Inhaltsverzeichnis

Vorwort

Der Umgang mit schwangerschaftsrelevanten Infektionserregern ist mit vielen Fragen und häufig auch mit unterschiedlichen Einschätzungen hinsichtlich der möglichen Gefährdung für die Gesundheit der Schwangeren wie auch des werdenden Kindes verbunden. Dieses Buch soll dazu beitragen, die Vorgehensweise des gesetzlich vorgegebenen Mutterschutzes mit den aktuellen wissenschaftlichen Daten abzustimmen. In dem vorliegenden Text werden die Grundlagen für den Umgang mit schwangerschaftsrelevanten Infektionserregern in Deutschland aus wissenschaftlicher sowie aus Sicht von Praktikern referiert. Die Gruppe der Autor*innen zeichnet sich durch Erfahrung im Umgang mit Infektionserregern, im Arbeits- und Mutterschutz sowie im behördlichen Vollzug aus. Des Weiteren wurde diese unterstützt von der Berufsgenossenschaft für Gesundheitsdienst und Wohlfahrtspflege (BGW).

Die Daten sollen berufstätigen Schwangeren sowie den für den Mutterschutz verantwortlichen Personen an den zuständigen Behörden und Institutionen, den Arbeitgebenden, Gynäkolog*innen, Arbeits- und Betriebsärzt*innen und den Arbeitsschutzexpert*innen die mit den Infektionen verbundenen Risiken, ihre Prävention und Vermeidung erklären. Sie bieten die wissenschaftliche Basis für damit einhergehende Empfehlungen und geplanten Regeln zum Schutz der Schwangeren und ihrer Kinder am Arbeitsplatz.

Regensburg, im Herbst 2023 — Susanne Modrow

Information zur Relevanz von Infektionserregern in Deutschland aus Sicht des Mutterschutzes

Sind Schwangere von Infektionen betroffen, dann können diese nicht nur die Gesundheit der werdenden Mutter, sondern auch diejenige des Fetus gefährden; sie haben mitunter Folgen, die sich nach der Geburt des Kindes auf das ganze Leben auswirken. Das Mutterschutzgesetz soll sicherstellen, dass am Arbeits-, Ausbildungs- und Studienplatz keine relevant erhöhte Infektionsgefährdung für Schwangere im Vergleich zum allgemeinen Lebensrisiko auftritt und die Frau ihre Beschäftigung ohne unverantwortbare Gefährdung für sich oder ihr Kind fortsetzen kann und vor Benachteiligung geschützt ist (§ 1 Abs. 1 MuSchG). Eine schwangere Frau darf keinen Arbeitsbedingungen ausgesetzt sein, bei denen sie in einem Maß mit Biostoffen der Risikogruppe 2, 3 oder 4 in Kontakt kommt oder kommen kann, wenn dies für sie oder für ihr Kind eine unverantwortbare Gefährdung darstellt (§ 11 Absatz 2 MuSchG).

Die Gruppe der Autor*innen zeichnet sich durch Erfahrung im Umgang mit Infektionserregern, im Arbeits- und Mutterschutz sowie im behördlichen Vollzug aus und hat auf der Grundlage wissenschaftlicher Daten eine Liste von Biostoffen erstellt, die in Deutschland als schwangerschaftsrelevant gelten, und sie hinsichtlich ihrer Bedeutung für beruflich exponierte Schwangere bewertet. Ungeachtet dessen wird darauf hingewiesen, dass insbesondere in tropischen und subtropischen Regionen Erreger auftreten können, die Gefährdungen für Schwangere und Stillende darstellen können. Informationen dazu können beim Auswärtigen Amt oder dem Bernhard-Nocht-Institut eingeholt werden.

1. Welche Infektionen gelten als „schwangerschaftsrelevant"?

Als „schwangerschaftsrelevant" werden Infektionen betrachtet, deren Auswirkungen auf die Gesundheit der Schwangeren oder des Fetus durch veröffentlichte Studien belegt sind. Als schwangerschaftsrelevant gelten demnach Infektionen, für die publizierte Daten zeigen, dass sie evidenzbasiert die Gesundheit

I. des Fetus (Embryo-/Fetopathie) und/oder
II. der Schwangeren (schwerere Erkrankung als bei Nichtschwangeren) und/oder
III. des Neugeborenen (neonatale Erkrankungen, konnatale Syndrome, Spätfolgen) beeinflussen.

Basierend auf diesen Vorgaben wurden die Infektionen verursacht durch

(I) virale Infektionserreger: Entero-, Herpes-simplex-, Hepatitis-B-, Hepatitis-C-, humanes Immundefizienz-, Influenza-, lymphozytäre Choriomeningitis-, Masern-, Papilloma-, Parecho-, Röteln-, Varizella-Zoster-, Zytomegalie- und Parvovirus B19

sowie

(I) bakterielle Infektionserreger: Chlamydia trachomatis, Listeria monocytogenes, Neisseria gonorrhoeae, Streptokokken der Gruppe B (Streptococcus agalactiae) und Treponema pallidum sowie

(II) parasitäre Infektionserreger: Toxoplasma gondii

als schwangerschaftsrelevant eingeschätzt (*Tab. 1*). Zu den jeweiligen Infektionserregern wurden Steckbriefe verfasst, in denen ihre Eigenschaften der jeweiligen Infektionserreger, der Verlauf der durch sie verursachten Infektionen und Erkrankungen im Allgemeinen, bei Schwangeren, Feten und Neugeborenen sowie die Möglichkeiten zur Prävention zusammengefasst werden (*siehe Anhang*).

Tabelle 1: Daten zu den Meldezahlen von schwangerschaftsrelevanten Infektionen in der Gesamtbevölkerung Deutschlands und zu anerkannten Berufskrankheiten

Biostoffe	**Risikogruppe**	**Meldezahlen (IfSG)**[1]		**DGUV 2018–2022**[4]
		2021	**2022**	**Gesamt (m/w**[5]**)**
Viren				
Enterovirus	2	588	902	3
Hepatitis-B-Virus	3(**)	8.683	16.631	42 (16/26)
Hepatitis-C-Virus	3(**)	4.763	7.979	42 (16/26)
Herpes-simplex-Virus	2	–[2]	–[2]	0
HIV	3(**)	2.259	3.263	8 (5/3)
Influenzavirus	2	1.128	270.742	0
LCMV[3]	2	–[2]	–[2]	0
Masernvirus	2	9	15	13
Papillomavirus	2	–[2]	–[2]	0
Parechovirus	2	–[2]	–[2]	0
Parvovirus B19	2	–[2]	–[2]	0
Rötelnvirus	2	5	2	0
Varizella-Zoster-Virus	2	6.358	10.025	14 (3/11)
Zytomegalievirus	2	–[2]	–[2]	5
Bakterien				
Chlamydia trachomatis[2,7]	2	3.925	3.834	0
Listeria monocytogenes	2	586	571	0
Neisseria gonorrhoeae[6]	2	828	1.125	0
Gruppe-B-Strepto-kokken[2, 7]	2	2.257	1.934	11
Treponema pallidum	2	6.751	8.309	0

Biostoffe	Risikogruppe	Meldezahlen (IfSG)[1]		DGUV 2018–2022[4]
		2021	2022	Gesamt (m/w[5])
Parasiten				
Toxoplasma gondii [8] (konnatale Infektion)[6]	2	62 (16)	69 (5)	0 (0)

1 Meldung nach § 7 (1.1) bzw. § 7 (1.3) (HIV), IfSG (Epidemiologisches Bulletin 01/2022) bzw. SurvStat, unter Berücksichtigung der Referenzdefinition (soweit verfügbar)
2 Es besteht keine Meldepflicht nach IfSG
3 LCMV = lymphozytäres Choriomeningitisvirus
4 Anerkannte Fälle von Infektionskrankheiten (BK-Nrn. 3101, 3102, 3104) im Zeitraum 2018 bis 2022 (Berufskrankheiten-Dokumentation, BK-DOK; Gewerbliche Berufsgenossenschaften und Unfallversicherungsträger der öffentlichen Hand)
5 Geschlechterverhältnis angegeben, soweit datenschutzrechtlich möglich.
6 Meldung nach § 7 (3), IfSG (Labormeldepflicht nur bei besonderen Resistenzen)
7 Survstat
8 Meldung nach § 7 (3), IfSG

2. Warum gelten viele Infektionen als nicht relevant für die Schwangerschaft?

Infektionen, deren Problematik bei Schwangeren nur in Einzelfallberichten beschrieben ist, wurden nicht als relevant eingestuft. Auch beschränkt sich die obige Auflistung ausschließlich auf Infektionen, die in Deutschland endemisch oder epidemisch auftreten.

Grundsätzlich ist jedoch jede fieberhafte Infektion bei Schwangeren potenziell problematisch. Insbesondere während der ersten Schwangerschaftswochen können auch Infektionen, die ohne oder mit milden Erkrankungsanzeichen verlaufen, zu Aborten führen. Jüngere Übersichtsarbeiten aus den USA und Großbritannien beschreiben, dass der Prozentsatz von sich spontan ereignenden Aborten im ersten Schwangerschaftsdrittel bei Werten zwischen 15 und 30 % liegt (Sapra et al., 2017; Pinar et al., 2018; Quenby et al., 2021). Bei dieser sehr hohen Rate von Spontanaborten ist es schwierig, die Kausalität zu bestimmten Auslösern anzugeben.

Neben Infektionen können auch genetische, immunologische, endokrinologische oder uterine Abnormalitäten zu dieser Abortrate in der Frühschwangerschaft beitragen, wie auch das Alter der Schwangeren, das Umfeld und durch den Lebensstil bedingte Einflüsse (beispielsweise Unter-/Übergewicht, Rauchen, Drogen-/Alkoholkonsum, Luftverschmutzung, Exposition zu Pflanzen-/Insektenschutzmitteln). Das Ausmaß, in dem bestimmte Infektionen zur Abortrate beitragen, kann daher nicht bestimmt werden. Ähnlich schwierig ist es festzustellen, inwieweit bestimmte Infektionen vermehrt zu Frühgeburten (Geburt vor der 37. Schwangerschaftswoche) führen. In Deutschland werden knapp zehn Prozent der Kinder früh geboren (Blencowe et al., 2012) und es ist unklar, wie häufig Infektionen diese Rate beeinflussen. Ebenso sind die Faktoren, die zur intrauterinen Wachstumsretardierung (IUGR, auch bekannt als *small for gestational age*/SGA) beitragen, vielfältig; dieser Zustand betrifft etwa fünf bis zehn Prozent der Schwangerschaften und kann durch Infektionen befördert werden, aber auch anderweitige maternale, fetale und plazentare Ursachen haben (Mayer und Joseph, 2013; Kehl et al., 2017). Insbesondere grippale oder gastrointestinale Infekte sind in der Bevölkerung weit verbreitet, werden aber häufig nicht bemerkt oder gar diagnostiziert. Für den Verlauf dieser Infektionen bei Schwangeren und ihre Folgen gibt es daher nur sehr wenige wissenschaftlich belegte Daten; ihre Schwangerschaftsrelevanz kann deswegen nicht bewertet werden. Grundsätzlich ist die generelle Beratung zur Infektionsvermeidung durch geeignete allgemeine Maßnahmen (Hygiene, Abstandhalten etc.) bedeutend. Alle Beschäftigten sollen frühzeitig und regelmäßig entsprechende Informationen erhalten (z.B. durch betriebliche Unterweisungen am Arbeitsplatz).

2.1 Sonderfall: SARS-CoV-2-Infektionen

Einen Sonderfall stellen die SARS-CoV-2-Infektionen dar, die seit ihrem erstmaligen Auftreten im Winter 2019/20 eine zum heutigen Zeitpunkt noch andauernde Pandemie ausgelöst haben. Mittlerweile sind verschiedene SARS-CoV-2-Varianten bekannt, die sich in aufeinanderfolgenden Infektionswellen in der Bevölkerung verbreitet haben. Die Varianten unterscheiden sich auch bei Schwangeren hinsichtlich der Schwere der durch sie verursachten COVID-19-Erkrankungen. Während der ersten Monate wurde bei Vorherrschen der SARS-CoV-2-Varianten Alpha und Beta nicht beschrieben, dass die Infektionen bei Schwangeren mit einer schweren oder im Vergleich zu nicht schwangeren Frauen veränderten Symptomatik einhergehen oder intrauterine Übertragungen stattfinden, die fetale Erkrankungen zur Folge haben. Mit dem Auftreten der Delta-Variante des SARS-CoV-2 im Herbst 2021 wurde jedoch vor allem in der Spätschwangerschaft eine Tendenz zu vermehrt schweren Infektionsverläufen deutlich. Mit der sich anschließenden Verbreitung der Omikron-Variante ab Dezember 2021 änderte sich dieses Bild erneut: Schwere Erkrankungen wurden bisher sowohl bei geimpften wie nicht geimpften Schwangeren nur selten registriert (Birol Ilter et al., 2022; Adhikari et al., 2022). Zwar sollen SARS-CoV-2-Infektionen durch entsprechend sinnvolle Schutz- und Hygienemaßnahmen bei Schwangeren vermieden werden, eine Einordnung des SARS-CoV-2 als schwangerschaftsrelevanten Infektionserreger ist derzeit jedoch nicht möglich.

Die Einordnung als generell schwangerschaftsrelevanter Infektionserreger entsprechend der zuvor beschriebenen Kriterien lässt die derzeitige Datenlage und Dynamik der aktuell noch laufenden Pandemie jedoch nicht zu. Es existieren für das Management der SARS-CoV-2-Infektion bei Schwangeren einige Leitlinien sowie Stellungnahmen der Fachgesellschaften, die über die jeweilig aktuelle Datenlage berichten und Empfehlungen abgeben (Pecks et al., 2022).

3. Häufigkeit von Infektionen mit schwangerschaftsrelevanten Biostoffen in Deutschland

3.1 Meldezahlen nach Infektionsschutzgesetz und SurvStat, Abschätzung der epidemiologischen Situation

In Deutschland besteht für alle parasitären sowie für einige der bakteriellen und viralen, als schwangerschaftsrelevant bewerteten Infektionserreger eine Meldepflicht entsprechend der Vorgaben des Infektionsschutzgesetzes (*Tab. 1*). Im Fall der bakteriellen Erreger betrifft das Treponema pallidum und die Listerien, bei Virusinfektionen alle impfpräventablen Erkrankungen (Masern, Röteln, Hepatitis B, Influenza, Varizellen) sowie die nicht impfpräventablen Infektionen mit humanen Immundefizienz- und Hepatitis C-Viren. Es ist zu berücksichtigen, dass im Fall von HIV, Hepatitis B, Hepatitis C und Varizellen jeweils nur die Erstdiagnosen gemeldet werden. Darüber hinaus sind epidemiologische Daten in SurvStat des Robert Koch-Instituts abfragbar.

Virusinfektionen

Die für die Gesamtbevölkerung gemeldeten Zahlen der akuten impfpräventablen Virusinfektionen Masern und Röteln belegen, dass diese Erkrankungen bei Schwangeren eine extrem selten gewordene Rarität darstellen. Im Fall der Röteln wurden konnatale Erkrankungen seit mehreren Jahren nicht mehr registriert, die jährlichen Meldungen für postnatale Röteln liegen im niedrigen einstelligen Bereich. Deutschland wurde 2021 rückwirkend für die vergangenen Jahre als frei von endemisch auftretenden Röteln erklärt; wie in vielen anderen europäischen und amerikanischen Ländern gelten Rötelnviren damit in Deutschland als eliminiert (Matysiak-Klose D, et al., 2021). Eine ähnlich erfreuliche Entwicklung wird für die Masern in den nächsten Jahren prognostiziert. Mitverantwortlich dafür sind die seit dem Frühjahr 2020 geltenden Vorgaben zur verpflichtenden Masernimpfung in Gemeinschaftseinrichtungen, die durch die Anwendung des Kombinationsimpfstoffes für Masern, Mumps und Röteln auch den Schutz vor Röteln einschließt (Masernschutzgesetz, 2020) und die für die Kontrolle der SARS-CoV-2-Pandemie etablierten Hygiene- und Abstandsregeln. Auch wenn die Impfprävention der Windpocken noch nicht so lange etabliert ist, sind seit der Empfehlung der Varizellenimpfung durch die Ständige Impfkommission (STIKO) im Jahr 2004 die Zahlen der gemeldeten Infektionen in der Bevölkerung von jährlich etwa 800.000 auf etwa 10.000 Fälle zurückgegangen. Folglich treten Windpocken auch bei Schwangeren nur noch sehr selten auf. Deutlich rückgängig sind auch die Meldezahlen für die Hepatitis B. Aufgrund der Impfungen und inzwischen etablierten antiviralen Therapien ist ein weiterer Rückgang der Personen mit chronisch-persistierender Hepatitis B zu erwarten (Cornberg et al., 2021). Unter den impfpräventablen Virusinfektionen ist mit größeren Infektionszahlen nur bei der während der Wintermonate epidemisch auftretenden Influenza auszugehen.

Unter den nicht impfpräventablen Virusinfektionen dürfte die in Deutschland nicht meldepflichtige CMV-Primärinfektion das Hauptproblem darstellen. Bei einer mit dem Lebensalter ansteigenden Durchseuchung der Schwangeren von 42 bis 55 Prozent und einer 0,5- bis 1,0-prozentigen Jahresinzidenz für Primärinfektionen infizieren sich jährlich schätzungsweise etwa 2.000 bis 4.000 Schwangere mit diesem Virus. Insbesondere in der Frühschwangerschaft können CMV-Primärinfektionen mit einer hohen Fetopathie- und Schädigungsrate verbunden sein (Buxmann et al., 2018). Da etwa vierzig Prozent der CMV-Primärinfektionen in der Schwangerschaft intrauterin übertragen werden und etwa ein Prozent der konnatal Infizierten mit schweren Symptomen geboren werden (Gehör-/Sehstörungen, mentale Retardierung), treten in Deutschland jährlich konservativ geschätzt 80 bis 160 Fälle CMV-assoziierter Langzeitschäden auf. An zweiter Stelle stehen akute Infektionen mit dem Parvovirus B19, dem Erreger der Ringelröteln (Erythema infectiosum). Infektionen, die sich bei Schwangeren bis zur 20. Schwangerschaftswoche ereignen, können eine behandlungsbedürftige fetale Anämie mit der Ausbildung eines Hydrops fetalis verursachen; der Tod des Fetus kann bei rechtzeitiger Diagnose durch Erythrozytentransfusion über die Nabelschnurvene verhindert werden. Auch wenn ein höherer Anteil von über siebzig Prozent der Schwangeren durch eine zurückliegende Parvovirus-B19-Infektion geschützt ist, kann man in Deutschland mit etwa 1.000 bis 2.000 akuten Infektionen bei Schwangeren und bis zu 100 Fällen schwerer fetaler Anämie pro Jahr rechnen. Deutlich schwieriger ist die Zahl von Entero- und Parechovirusinfektionen einzuschätzen, die bei perinataler Übertragung schwere Enzephalitiden oder Myokarditiden bei Neugeborenen verursachen können. Entsprechendes gilt für Herpes-simplex-Viren, die bei genitaler Primärinfektion und in geringerem Maße auch bei Reaktivierung im letzten Trimenon perinatal übertragen werden und bei den Neugeborenen schwere systemische Infektionen mit hoher Mortalität auslösen können. Eine absolute Rarität dürften Infektionen mit lymphozytären Choriomeningitisviren bei Schwangeren darstellen. Die zoonotische Übertragung – ausgehend von infizierten Nagetieren – kann aber mit schweren Schädigungen assoziiert sein.

Etwas anders muss die Situation bei den persistierenden Virusinfektionen (Hepatitis-B-, -C- und HIV-Infektion) betrachtet werden. Die Zahlen der in Deutschland gemeldeten Erstdiagnosen von Hepatitis-B- und Hepatitis-C-Virusinfektionen liegen aktuell bei etwa 8.500 bis 16.631 beziehungsweise 4.700 bis 8.000 Fällen pro Jahr; im Fall von HIV werden jährlich etwa 3.000 Erstdiagnosen gemeldet. Ob der Anstieg der gemeldeten Hepatits-B- und Hepatitis-C-Virusinfektionen im Jahr 2022 durch die vermehrte Testung im Rahmen des im Oktober 2021 eingeführten HBV- und HCV-Screening für alle Personen ab 35 Jahren im Rahmen der Gesundheitsuntersuchung für gesetzlich Versicherte, die Einführung der elektronischen Labormeldungen über das Deutsche Elektronische Melde- und Informationssystem für den Infektionsschutz (DEMIS) oder die Fluchtmigration aus der Ukraine, einem Land mit höherer Prävalenz von HBV- und HCV-Infektionen als in Deutschland, zurückgeht, ist derzeit noch unklar (Biallas et al., 2023). Die Diagnose dieser Infektionserreger ist bei Männern deutlich häufiger als bei Frauen, insbesondere bei Frauen im gebärfähigen Alter sind akute Hepatitis-B-, Hepatitis-C- und HI-Virusinfektionen selten. Aufgrund der nach der akuten Infektion anhaltenden Persistenz dieser Erreger im Organismus kommt vor allem dem Management der chronischen Infektionen eine große Bedeutung zu. Diagnostisches Screening aller Schwangeren ist für Hepatitis-B- und HIV-Infektionen in den Mutterschafts-Richtlinien verankert (Gemeinsamer Bundesausschuss G-BA, 2021), sodass das Erkennen der Infektionen bei Schwangeren gewährleistet ist und das klinische Management mit antiviraler Therapie zur Vermeidung der peri-/neonatalen Übertragung eingeleitet werden kann (Behrens et al., 2020; Cornberg et al., 2021). Die juvenile Larynxpapillomatose wird durch Übertragung von Papillomaviren (vor allem HPV-6, HPV-11) bei vaginaler Entbindung verursacht, wenn die Schwangere im Genitalbereich an Feigwarzen (Conylomata accuminata) leidet. Diese häufig persistierenden Hautläsionen entstehen durch Papillomavirusinfektionen der Genitalschleimhaut und werden überwiegend durch den Sexualpartner vor oder auch während der Schwangerschaft übertragen (*Tab. 2*). Die infizierten Kinder entwickeln eine Larynxpapillomatose während der ersten Lebensmonate und -jahre. Diese Fälle werden weder gemeldet noch registriert; man schätzt, dass in Deutschland jährlich mit etwa 25 bis 35 Erkrankungen bei Kindern zu rechnen ist.

Tabelle 2: Übertragung schwangerschaftsrelevanter Biostoffe (postnatale Infektion)

Biostoffe	**Relevante Übertragungsmechanismen**		
	Weg	**Vorgang**	**Infektiöses Material**
Viren			
Enterovirus	Schmier-/ Kontaktinfektion	kontaminierte Lebensmittel, Verunreinigungen von Oberflächen	Stuhl (sehr selten: Speichel)
Hepatitis-B-Virus	Schmier-/ Kontaktinfektion	Sexualverkehr, i. v. Drogengebrauch, Verletzungen	Blut
Hepatitis-C-Virus	Schmier-/ Kontaktinfektion	i. v. Drogengebrauch, Verletzungen, Sexualverkehr	Blut
Herpes-simplex-Virus	Tröpfchen-, Schmier-/ Kontaktinfektion	Atemluft, Verunreinigungen von Oberflächen	Speichel, Bläscheninhalt
HIV	Schmier-/ Kontaktinfektion	Sexualverkehr, i. v. Drogengebrauch, Verletzungen	Blut
Influenzavirus	Tröpfchen-, Schmier-/ Kontaktinfektion	Atemluft, Verunreinigungen von Oberflächen	Speichel
LCMV[1]	Zoonose	Kontakt mit infizierten Nagetieren	Ausscheidungen der Tiere (Urin, Kot)
Masernvirus	Tröpfchen-, Schmier-/ Kontaktinfektion	Atemluft, Verunreinigungen von Oberflächen	Speichel, Urin
Papillomavirus	Schmier-/ Kontaktinfektion	Sexualverkehr	Infizierte Schleimhaut, Genitalwarzen

Biostoffe	**Relevante Übertragungsmechanismen**		
	Weg	**Vorgang**	**Infektiöses Material**
Parechovirus	Schmier-/ Kontaktinfektion	kontaminierte Lebensmittel, Verunreinigungen von Oberflächen	Stuhl (sehr selten: Speichel)
Parvovirus B19	Tröpfchen-, Schmier-/ Kontaktinfektion	Atemluft, Verunreinigungen von Oberflächen	Speichel, Blut
Rötelnvirus	Tröpfchen-, Schmier-/ Kontaktinfektion	Atemluft, Verunreinigungen von Oberflächen	Speichel
Varizella-Zoster-Virus	Tröpfchen-, Schmier-/ Kontaktinfektion	Atemluft, Verunreinigungen von Oberflächen	Speichel, Bläscheninhalt
Zytomegalievirus	Schmier-/ Kontaktinfektion	direkter Kontakt, Verunreinigungen von Oberflächen	Speichel, Urin, Muttermilch, Samenflüssigkeit
Bakterien			
Chlamydia trachomatis	Schmier- / Kontaktinfektion	Sexualverkehr	Genitalsekrete
Listeria monocytogenes	Zoonose	kontaminierte Lebensmittel (Rohmilch-/Rohfleisch-/ Rohkostprodukte)	kontaminierte Milch, Kot infizierter Rinder, Schafe, Ziegen, Geflügel etc.
Neisseria gonorrhoeae	Schmier-/ Kontaktinfektion	Sexualverkehr	Genitalsekrete
Gruppe-B-Streptokokken	Schmier-/ Kontaktinfektion	Kontakt zu besiedelten Träger*innen	Speichel, Urin, Stuhl, Genitalsekrete
Treponema pallidum	Schmier-/ Kontaktinfektion	Sexualverkehr	Genitalsekrete
Parasiten			
Toxoplasma gondii	Zoonose	Umgang mit kontaminierten Rohfleischprodukten, Kontakt mit Kot infizierter Katzen, kontaminierten Erdproben	Kot infizierter Katzen, toxoplasmahaltige Rohfleischprodukte

[1] LCMV = lymphozytäres Choriomeningitisvirus

Bakterielle Infektionen

Bei den schwangerschaftsrelevanten bakteriellen Biostoffen findet man das Risiko der transplazentaren Übertragung bei akuten Infektionen mit Listeria monocytogenes und Treponema pallidum (vor allem im Sekundärstadium). Während die konnatale Lues auch aufgrund der Testung der Schwangeren im Rahmen der Mutterschafts-Richtlinien sehr selten gemeldet wird – die jährlich gemeldeten Zahlen liegen im niedrigen einstelligen Bereich –, schätzt man die Zahl der konnatalen und neonatalen Listeriose auf etwa zehn Prozent der insgesamt jährlich gemeldeten 500 bis 600 Fälle (*Tab. 1*); dabei werden die Fälle fetaler und peri-/neonataler Infektionen zusammengefasst. Listeriainfektionen der Schwangeren erfolgen durch Kontakt mit kontaminierten Lebensmitteln (Rohfleisch-/Rohfisch-/Rohmilch-/Rohkostprodukte; *Tab. 2*). Die Infektionen des Fetus und auch des Neugeborenen sind sehr häufig mit Früh- und Totgeburten (konnatale Listeriose) beziehungsweise mit ebenfalls sehr schwer verlaufender Meningitis/Meningoenzephalitis und Sepsis (neonatale Listeriose, Letalität ca. 36 %) verbunden. Bei peri-/neonataler Übertragung von Listerien ist die Prognose für das Neugeborene deutlich besser.

Überwiegend peri-/neonatale Übertragung findet man bei Infektionen der Schwangeren mit Neisseria gonorrhoeae, Chlamydia trachomatis und Gruppe-B-Streptokokken (Streptococcus agalactiae). Übertragung von Neisseria gonorrhoeae erfolgt ausschließlich durch direkten Schleimhautkontakt, vor allem beim Geschlechtsverkehr oder beim Geburtsvorgang. Nach der Übertragung besiedelt N. gonorrhoeae unter anderem die Epithelien der Urethra und des Zervikalkanals. Bei infizierten Schwangeren wird eine erhöhte Rate von Frühgeburten beschrieben; die Übertragung während des Geburtsvorgangs kann Gonokokken-Konjunktivitis oder eine oropharyngeale Infektion zur Folge haben. Chlamydia trachomatis gehört weltweit zu den häufigsten Erregern sexuell übertragbarer Infektionen; man schätzt, dass in Deutschland 10 bis 20 Prozent der jungen Frauen infiziert sind. Bei etwa 60 bis 70 % der infizierten Schwangeren können die Erreger beim Geburtsvorgang auf die Neugeborenen übertragen werden und Konjunktivitis, seltener eine Otitis media, verursachen. Wird erregerhaltiges Vaginalsekret während der Geburt aspiriert, kann es zu einer schweren interstitiellen Pneumonie des Neugeborenen kommen. Aufgrund dieser Konstellation wird allen Schwangeren ein Screening entsprechend der Mutterschafts-Richtlinien angeboten. Gruppe-B-Streptokokken (GBS, Streptococcus agalactiae) sind weitverbreitet, man schätzt, dass die Genital-/Darmschleimhaut von 5 bis 30 Prozent aller Schwangeren mit den Erregern besiedelt ist, ohne dass damit Symptome bei ihnen einhergehen. Die Übertragung auf das Kind kann in der Endphase der Schwangerschaft aufsteigend durch Infektion des Fruchtwassers oder perinatal beim Geburtsvorgang erfolgen. Insbesondere GBS-Infektionen bei Frühgeborenen können Sepsis, Meningitis oder Pneumonie verursachen. Auch auf die Möglichkeit der postnatalen Infektion des Neugeborenen, beispielsweise durch infizierte Angehörige, sei hingewiesen.

Parasitäre Infektionen

Bisher gilt hierzulande Toxoplasma gondii als der einzig bekannte parasitäre Infektionserreger mit Schwangerschaftsrelevanz. Er wird durch kontaminiertes Fleisch, insbesondere Schweinefleisch (rohes Fleisch, Rohwürste etc.), und den Kot junger Katzen übertragen (*Tab. 2*). In Deutschland findet man eine mit dem Lebensalter ansteigende Durchseuchung auf über 70 Prozent der Bevölkerung. Postnatale Toxoplasma-Erstinfektionen verlaufen bei immunkompetenten Kindern und Erwachsenen überwiegend ohne Symptome, bei Schwangeren können die Erreger jedoch transplazentar auf den Fetus übertragen werden. Mit Fortschreiten der Schwangerschaft werden die Infektionen zwar leichter auf den Fetus übertragen, die Schwere der fetalen Erkrankung (Retinochoroiditis, Hydrocephalus und intrakranielle Verkalkungen) nimmt hingegen ab. Insbesondere im ersten Trimenon verlaufen die fetalen Infektionen schwer, bisweilen auch tödlich. Jährlich werden nach den Vorgaben des Infektionsschutzgesetzes bis zu 16 Fälle konnataler Toxoplasmase gemeldet; es ist jedoch von einer deutlichen Untererfassung auszugehen (*Tab. 1*).

3.2 Bewertung der Infektionsrisiken in Abhängigkeit vom Stadium der Schwangerschaft

Intrauterine Übertragung/fetale Erkrankung

Das Risiko einer fetalen Erkrankung durch bestimmte Infektionserreger ist vor allem dann gegeben, wenn die Schwangere während der ersten 16 bis 20 Schwangerschaftswochen akut infiziert wird. Hier besteht bei akuten Infektionen von empfänglichen, seronegativen Schwangeren mit Röteln-, Zytomegalie-, lymphozytären Choriomeningitis-, Varizella-Zoster- und Herpes-simplex-Viren sowie Parvovirus B19, Toxoplasma gondii und Listeria monocytogenes das Risiko der intrauterinen Übertragung auf den Fetus, die mit fetalen Erkrankungen einhergehen kann (*Tab. 3*). Beeinflusst wird das Risiko, das von diesen Infektionen ausgeht,

- durch die am Arbeitsplatz möglichen Übertragungswege,
- durch die Verfügbarkeit von Schutzimpfungen (z.B. Hepatitis B, Influenza, Masern, Röteln, Windpocken),
- durch die Rate des natürlichen Schutzes aufgrund zurückliegender Infektionen (z.B. Herpes-simplex-Virus, Parvovirus B19, Toxoplasma gondii),
- durch Kontakt zu Überträgertieren (Mäuse/Nagetiere: lymphozytäres Choriomeningitisvirus; Katzen: Toxoplasma gondii) oder
- durch Verzehr von kontaminierten Lebensmitteln (Rohfleisch-/Rohfisch-/Rohmilchprodukte: Listeria monocytogenes; rohe Schweinefleischprodukte: Toxoplasma gondii).

Tabelle 3: Übersicht zu schwangerschaftsrelevanten Infektionen und zu ihren Auswirkungen auf Schwangere und Feten/Neugeborene

Biostoffe	Risikoreiche Infektion/ Schwangere	Übertragung auf Feten/ Neugeborene	Fetale Erkrankung	Neonatale Erkrankung	Schwere Erkrankung Schwangere
Viren					
Enterovirus	akute Infektion bei Entbindung	peri-/neonatal		Sepsis	

Biostoffe	Risikoreiche Infektion/ Schwangere	Übertragung auf Feten/ Neugeborene	Fetale Erkrankung	Neonatale Erkrankung	Schwere Erkrankung Schwangere
Hepatitis B	akute oder chronische Infektion	peri-/neonatal		chronische Hepatitis B	
Hepatitis C	akute oder chronische Infektion	transplazentar, peri-/neonatal	konnatale Hepatitis C-Infektion*	Hepatitis C-Infektion*	
Herpes-simplex-Virus	akute Infektion/ SSW 1–16(20)	transplazentar	konnatale Herpes-infektion	konnatales Herpes-syndrom	
	akute Infektion bei Entbindung	peri-/neonatal		Herpes neonatorum	
HIV	akute oder chronische Infektion	peri-/neonatal		HIV-Infektion	
Influenzaviren	akute Infektion/ 2.–3 Trimenon				Pneumonie
Masern	akute Infektion/ 2.–3 Trimenon				Pneumonie
LCMV[3]	akute Infektion/ SSW 1–20	transplazentar	konnatale LCMV-Infektion	konnatales CMV-Syndrom	
Papillomaviren	akute oder chronische Infektion	perinatal		juvenile Larynxpapillomatose	
Parechovirus	akute Infektion bei Entbindung	peri-/neonatal		Sepsis	
Parvovirus B19	akute Infektion/ SSW 1–20	transplazentar	fetale Anämie, Hydrops fetalis		
Röteln	akute Infektion/ SSW 1–16(20)	transplazentar	konnatale Röteln-infektion	konnatales Röteln-syndrom	
Varizellen	akute Infektion/ SSW 1–16(20)	transplazentar	konnatale VZV-Infektion	konnatales Varizellen-syndrom	
	akute Infektion/ 2.–3 Trimenon				Pneumonie
	akute Infektion bei Entbindung	peri-/neonatal		neonatale Varizellen	
Zytomegalie-Virus	akute Infektion (Reaktivierung bei Persistenz) SSW 1–16(20)	transplazentar	konnatale CMV-Infektion	konnatales CMV-Syndrom	

Biostoffe	Risikoreiche Infektion/ Schwangere	Übertragung auf Feten/ Neugeborene	Fetale Erkrankung	Neonatale Erkrankung	Schwere Erkrankung Schwangere
Bakterien					
Chlamydia trachomatis	Infektion/Besiedelung der Schwangeren	peri-/neonatal		neonatale Chlamydieninfektion	
Listeria monocytogenes	Infektion während der gesamten Schwangerschaft	transplazentar	konnatale Listeriose		
	Infektion bei Entbindung	peri-/neonatal		neonatale Listeriose	
Neisseria gonorrhoeae	Infektion/Besiedelung der Schwangeren	peri-/neonatal		Gonokokken-Konjunktivitis	
Gruppe-B-Streptokokken (GBS)	Infektion/Besiedelung der Schwangeren	peri-/neonatal		neonatale GBS-Infektion, Early-onset-Neugeborenensepsis	
Treponema pallidum	Infektion während der gesamten Schwangerschaft	transplazentar	konnatale Lues-Infektion	Lues connata	
Parasiten					
Toxoplasma gondii	akute Infektion, mit Dauer der Schwangerschaft: steigendes transplazentares Übertragungsrisiko bei Abnahme der Schwere der Symptome beim Neugeborenen	transplazentar	konnatale Toxoplasma-Infektion	konnatale Toxoplasmose	

* sehr selten

Wie oben und in den Steckbriefen (*s. Anhang*) beschrieben, besteht derzeit das größte Risiko für fetale Erkrankungen bei Exposition seronegativer Schwangerer mit Zytomegalie- und Parvovirus B19. Beide Biostoffe werden vor allem durch Kontakte zu unter drei- beziehungsweise unter sechsjährigen Kindern übertragen.

Perinatale Übertragung/neonatale Erkrankungen

Die Schwangerschaftsrelevanz einer Reihe von Biostoffen gefährdet die Gesundheit des Neugeborenen, wenn sich die Schwangere im Zeitraum um die Geburt akut infiziert und die Erreger perinatal oder während der ersten Lebenstage/-wochen auf das Kind überträgt (*Tab. 3*). Hierzu zählen Entero-, Herpes-simplex-, Parecho- und Varizella-Zoster-Virus sowie Listeria monocytogenes, Chlamydia trachomatis, Neisseria gonorrhoe und Gruppe-B-Streptokokken. Viele Schwangere sind gegen Windpocken geimpft oder wurden bereits vor der Schwangerschaft mit Herpes-simplex-Viren infiziert, sie tragen diese Erreger bereits in sich. Auch die Besiedelung mit den meisten bakteriellen Biostoffen (Chlamydia trachomatis, Neisseria gonorrhoe und Gruppe-B-Streptokokken) erfolgt bereits vor der Schwangerschaft, sie sind deswegen im betrieblichen Umfeld in der Regel nicht relevant. Der berufliche Erwerb akuter Infektionen mit Biostoffen, die bei peri- oder neonataler Übertragung das Neugeborene gefährden, ist aufgrund der vorgesehenen Schutzfristen während der Wochen vor und um die Geburt für Schwangere, die unter den Anwendungsbereich des Mutterschutzgesetzes fallen, unwahrscheinlich.

Infektionen mit Hepatitis-B-, Hepatitis-C-, humanen Immundefizienz- und Papillomaviren werden perinatal sowohl von akut während der Schwangerschaft oder chronisch infizierten Frauen übertragen. Arbeits- und mutterschutzrechtlich spielen hier nur akute Infektionen eine Rolle. Dies gilt vermutlich eher nicht für genitale Papillomaviren, da diese Erreger durch direkten Kontakt bei Sexualverkehr übertragen werden (*Tab. 2*).

Schwere Erkrankungen der Schwangeren in der Spätschwangerschaft

Die Schwangerschaftsrelevanz von Influenzavirusinfektionen, aber auch von akuten Windpocken und Masern basiert auf den schweren Erkrankungsverläufen, die nicht nur die Gesundheit der Schwangeren selbst, sondern auch die des Fetus bzw. Neugeborenen gefährden. Daten belegen, dass insbesondere bei Infektionen in der Spätschwangerschaft mit einem deutlich erhöhten Risiko für mitunter lebensbedrohliche Pneumonien zu rechnen ist. Da es sich bei den drei genannten Biostoffen um impfpräventable Infektionserreger handelt, kann das von ihnen ausgehende Risiko eingeschränkt werden. Durch die im Rahmen der immunologischen Impfreaktion gebildeten Antikörper und ihre transplazentare Übertragung wird auch das Neugeborene während der ersten Lebenswochen/-monate durch den Nestschutz vor potenziell schweren Infektionsverläufen geschützt.

4. Schwangerschaftsrelevante Biostoffe am Arbeitsplatz

Wie in den vorhergehenden Abschnitten beschrieben, sind gesundheitliche Risiken für Beschäftigte, Auszubildende und Studierende durch schwangerschaftsrelevante Biostoffe aufgrund der epidemiologischen Lage, der etablierten Schutz- und Präventionsmaßnahmen (beispielsweise rechtzeitige Information, Impfungen, Hygiene) sowie der am Arbeitsplatz geltenden Vorschriften zur Infektionsvermeidung selten geworden. Auch bei Schwangeren ist in vielen Fällen präventiv eine Minimierung des Infektionsrisikos durch Impfung möglich. Am Arbeits-, Ausbildungs- und Studienplatz können die aufgrund der Gefährdungsbeurteilung ermittelten Schutzmaßnahmen (z.B. Einhaltung von Hygienemaßnahmen, persönliche Schutzausrüstung) das Infektionsrisiko deutlich senken.

Dieses hohe Schutzniveau belegen auch die seit Jahren rückläufigen Zahlen für blutübertragbare Infektionskrankheiten (Nienhaus et al., 2022) und die niedrige Anzahl von Infektionskrankheiten, die in den Jahren 2018 bis 2022 von den gewerblichen Berufsgenossenschaften und Unfallversicherungsträgern der öffentlichen Hand als Berufskrankheiten anerkannt wurden (*Tab. 1*). Auch wenn vermutlich von einer Mindererfassung auszugehen ist, wurden im gleichen Zeitraum bei der DGUV keine Fälle erfasst, die eine „Schädigung der Leibesfrucht“ (§ 12 SGB VII) als Grund nennen. Die beiden letzten Berufskrankheiten dieser Definition stammen aus den Jahren 2016–2017 und wurden durch Parvovirus B19-Infektionen verursacht; sie konnten jedoch erfolgreich therapiert werden. Daraus kann man mit aller gebotenen Vorsicht schließen, dass Beschäftigte unter den bereits geltenden Schutzmaßnahmen generell und insbesondere auch Schwangere einer sehr geringen, im Vergleich zum allgemeinen Lebensrisiko kaum erhöhten Gefährdung für durch Blut sowie durch Tröpfchen- oder Schmierinfektion übertragbare Biostoffe ausgesetzt sind.

Es ist derzeit davon auszugehen, dass unter den schwangerschaftsrelevanten Biostoffen die CMV- und die Parvovirus-B19-Infektionen für Schwangere das größte Risiko darstellen. Beide Viren sind nicht impfpräventabel und sie werden durch Kontakt zu Ausscheidungsprodukten (Speichel, Nasensekrete, Urin etc.) von unter drei- beziehungsweise unter sechsjährigen Kindern übertragen, die an den Infektionen überwiegend nicht erkranken oder nur leichte Symptome aufweisen. In diesen beiden Fällen erfolgt der Großteil der Übertragungen jedoch durch außerberufliche Exposition.

Für blutübertragene Biostoffe wie Hepatitis-B-, Hepatitis-C- und humane Immundefizienzviren gilt, dass bei Einhaltung der erforderlichen Schutzmaßnahmen das berufliche Infektionsrisiko sehr gering ist und nicht über das allgemeine Infektionsrisiko in der Bevölkerung hinausgeht. Die Hepatitis-B-Infektion ist als impfpräventable Infektion selten geworden und durch antivirale Therapie behandelbar. Auch bei bereits infizierten Personen kann man durch antivirale Medikamente die Menge der im Blut zirkulierenden Viren unter die Nachweisgrenze senken und Übertragungen verhindern. Im Fall der HIV-Infektion zeigen die vom Robert Koch-Institut erhobenen Daten, dass während der vergangenen Jahre in Deutschland weniger als fünf Prozent der HIV-Infizierten ihren Infektionsstatus nicht kennen. Da allen HIV-infizierten Personen die inzwischen gut etablierte und verträgliche antiretrovirale Therapie (HAART) angeboten wird, werden fast 95 % der bekannten HIV-Infizierten antiretroviral therapiert; regelmäßige Kontrolluntersuchungen ergeben, dass man bei therapierten HIV-infizierten Personen keine Viren im Blut mehr nachweisen kann – sie gelten als nicht infektiös (Infektionsepidemiologische Jahrbücher 2019, 2020, 2021). Bei den Hepatitis-C-Infizierten bewirkt die antivirale Therapie sogar die Eliminierung der Erreger aus dem Organismus. Von chronisch infizierten Hepatitis-B-, Hepatitis-C- und HIV-Patienten geht dadurch ein immer geringer werdendes Infektionsrisiko aus. Diese durchaus erfreuliche Situation belegt auch der deutliche Rückgang der berufsbedingt anerkannten Fälle von Hepatitis B und Hepatitis C auf niedrige einstellige Werte bei Beschäftigten im Gesundheitsbereich während der vergangenen 25 Jahre (Nienhaus et al., 2022), obwohl man gleichzeitig einen Anstieg bzw. zuletzt ein gleichbleibendes Niveau der gemeldeten Nadelstichverletzungen (NSV; Schnitt-, Stichverletzungen oder Schleimhautkontamination) registrierte (Dulon et al., 2018; Dulon et al., 2020). Deswegen sollen Einschränkungen oder gar Verbote der Beschäftigung aufgrund von Infektionsrisiken für Schwangere auch in operativen Bereichen durch eine Gefährdungsbeurteilung sehr sorgfältig abgewogen werden.

Durch Nahrungsmittel übertragbare Infektionskrankheiten (Toxoplasmose, Listeriose) können im beruflichen Kontext wie der Nahrungsmittelindustrie und Gastronomie relevant sein. Auch sie kann man jedoch durch Hygienemaßnahmen und Vermeiden von Aufnahme/Verzehr von potenziell kontaminierten Nahrungsmitteln verhindern. In der Land-, Forst- und Waldwirtschaft sowie in Gärtnereien tätige Menschen können bei direktem Kontakt zu mit Katzen- (Toxoplasmose) bzw. Nagetierkot (lymphozytäre Choriomeningitis) kontaminierter Erde eine erhöhte Infektionsgefährdung bezüglich Toxoplasmose beziehungsweise lymphozytärer Choriomeningitis haben, die sich durch Handschuhe, Atemschutz und Hygienemaßnahmen reduzieren lässt. Am Arbeitsplatz sollten Schwangere direkte Kontakte mit potenziell infizierten Katzen und Nagetieren vermeiden.

5. Ausblick

Auf der Basis der Meldezahlen, der Epidemiologie, der Verfügbarkeit von Impfstoffen und der Übertragungsmechanismen ist davon auszugehen, dass allgemeine Schutzmaßnahmen, kombiniert mit den im Rahmen der Gefährdungsbeurteilung (gemäß § 5 ArbSchG) getroffenen Schutzmaßnahmen, eine Basis dafür darstellen, dass Schwangere effektiv vor Infektionen am Arbeits-, Ausbildungs- und Studienplatz geschützt werden können. Dies belegen auch die sehr niedrigen Zahlen der von Unfallversicherungsträgern anerkannten schwangerschaftsrelevanten Berufskrankheiten (*Tab. 1*). Weitergehende spezifische schwangerschaftsbezogene Schutzmaßnahmen in der gesetzlichen Rangfolge ergeben sich aufgrund der anlasslosen (gemäß § 10 Absatz 1 MuSchG) und der anlassbezogenen Gefährdungsbeurteilung (gemäß § 10 Absatz 2 MuSchG).

Für die im Anhang dieses Grundlagendokuments zusammengestellten Daten ist eine routinemäßige Aktualisierung nach fünf Jahren erforderlich, bei der die aktuelle Datenlage gesichtet und dem jeweils aktuellen Wissensstand angepasst werden soll. Dabei werden auch neue Erkenntnisse zu in Deutschland neu aufgetretenen Viren und die Schwangerschaftsrelevanz bei bekannten Erregern berücksichtigt, sodass bei entsprechender Evidenz die Aufnahme von weiteren humanpathogenen Erregern in die vorliegende Liste erfolgen kann.

6. Literatur

Adhikari EH, MacDonald L, SoRelle JA, Morse J, Pruszynski J, Spong CY. COVID-19 Cases and Disease Severity in Pregnancy and Neonatal Positivity Associated With Delta (B.1.617.2) and Omicron (B.1.1.529) Variant Predominance. JAMA. 2022 Apr 19;327(15):1500-1502. doi: 10.1001/jama.2022.4356. PMID: 35325015; PMCID: PMC8949750

Behrens et al. AWMF-Leitlinie 055-02: HIV-Therapie in der Schwangerschaft und bei HIV-exponierten Neugeborenen, 2020. https://www.awmf.org/leitlinien/detail/ll/055-002.html

Biallas R, Steffen G, Burdi S, Diercke M, Dörre A, Méndez-Brito A, Sievers C, Zimmermann R, Dudareva S. Anstieg der übermittelten Hepatitis-Bund Hepatitis-C-Fälle in Deutschland im Jahr 2022. Epid Bull 2023; 31: 3–16. doi: 10.25646/11669

Birol Ilter P, Prasad S, Mutlu MA, Tekin AB, O'Brien P, von Dadelszen P, Magee LA, Tekin S, Tug N, Kalafat E, Khalil A. Maternal and perinatal outcomes of SARS-CoV-2 infection in unvaccinated pregnancies during Delta and Omicron waves. Ultrasound Obstet Gynecol. 2022 Apr 20. doi: 10.1002/uog.24916. Epub ahead of print. PMID: 45235441407

Blencowe H, Cousens S, Oestergaard MZ, Chou D, Moller AB, Narwal R, Adler A, Vera Garcia C, Rohde S, Say L, Lawn JE. National, regional, and worldwide estimates of preterm birth rates in the year 2010 with time trends since 1990 for selected countries: a systematic analysis and implications. Lancet. 2012 Jun 9;379(9832):2162-72. doi: 45710.1016/S0140-6736(12)60820-4. PMID: 22682464

Buxmann, H. et al. Management der kongenitalen Zytomegalievirus-Infektion bei Neugeborenen: Aktueller Diskussionsstand zu Diagnostik, Prävention und Therapie. Kinder- und Jugendarzt 2018: 49, 107–117

Cornberg M et al. AWMF-Leitlinie 021-11: Prophylaxe, Diagnostik und Therapie der Hepatitis-B-Virus-Infektion, 2021. https://www.awmf.org/leitlinien/detail/ll/021-011.html

Dulon M, Lisiak B, Wendeler D, Nienhaus A. Unfallmeldungen zu Nadelstichverletzungen bei Beschäftigten in Krankenhäusern, Arztpraxen und Pflegeeinrichtungen. Gesundheitswesen 2018; 80: 176–182

Dulon M, Stranzinger J, Wendeler D, Nienhaus A. Causes of Needlestick and Sharps Injuries When Using Devices with and without Safety Features. Int J Environ Res Public Health. 2020 Nov 24;17(23):8721. doi: 10.3390/ijerph17238721. PMID: 33255337; PMCID: PMC7727709

Gemeinsamer Bundesausschuss G-BA. Mutterschafts-Richtlinien: Richtlinien über die ärztliche Betreuung während der Schwangerschaft und nach der Entbindung, 2021. https://www.g-ba.de/richtlinien/19/

Infektionsepidemiologisches Jahrbuch meldepflichtiger Krankheiten 2018, RKI, Berlin 2019. https://www.rki.de/DE/Content/Infekt/Jahrbuch/Jahrbuecher/2018.html

Infektionsepidemiologisches Jahrbuch meldepflichtiger Krankheiten 2019, RKI, Berlin 2020. https://www.rki.de/DE/Content/Infekt/Jahrbuch/Jahrbuecher/2019.html

Infektionsepidemiologisches Jahrbuch meldepflichtiger Krankheiten 2020, RKI, Berlin 2021. https://www.rki.de/DE/Content/Infekt/Jahrbuch/Jahrbuch_2020.html

Kehl S. et al. AWMF-Leitlinie 015-080 Intrauterine Wachstumsrestriktion. 2017. https://www.awmf.org/leitlinien/detail/ll/015-080.html

Matysiak-Klose D, Santibanez S, Mankertz A, Siedler A. Stand der Elimination der Masern und Röteln in Deutschland – erste erfreuliche Ergebnisse erzielt. Epid Bull 2021. 15:3 -7

Masernschutzgesetz. Gesetz für den Schutz vor Masern und zur Stärkung der Impfprävention (Masernschutzgesetz), Bundesgesetzblatt Jahrgang 2020 Teil I Nr. 6, ausgegeben zu Bonn am 13. Februar 2020

Mayer C, Joseph KS. Fetal growth: a review of terms, concepts and issues relevant to obstetrics. Ultrasound Obstet Gynecol. 2013 Feb;41(2):136-45. doi: 10.1002/uog.11204. PMID: 49022648955

Modrow, S et al. AWMF-Leitlinie 093-001 Labordiagnostik schwangerschaftsrelevanter Virusinfektionen, 2021. https://www.awmf.org/leitlinien/detail/ll/093-001.html

Nienhaus A, Wendeler D, Dulon M. Analyse eines Zeittrends über 25 Jahre: Hepatitis B und Hepatitis C im Gesundheitsdienst. ASU Arbeitsmed Sozialmed Umweltmed 2022, 57:156–161

Pecks U, Louwen F, et al. AWMF-Leitlinie 015-92. Sars-CoV2 in der Schwangerschaft, Geburt und Wochenbett, 2022. https://www.awmf.org/leitlinien/detail/anmeldung/1/ll/015-092.html

Pinar MH, Gibbins K, He M, Kostadinov S, Silver R. Early Pregnancy Losses: Review of Nomenclature, Histopathology, and Possible Etiologies. Fetal Pediatr Pathol. 2018 Jun;37(3):191-209. doi: 10.1080/15513815.2018.1455775. Epub 2018 May 8. PMID: 29737906

Quenby S, Gallos ID, Dhillon-Smith RK, Podesek M, Stephenson MD, Fisher J, Brosens JJ, Brewin J, Ramhorst R, Lucas ES, McCoy RC, Anderson R, Daher S, Regan L, Al-Memar M, Bourne T, MacIntyre DA, Rai R, Christiansen OB, Sugiura-Ogasawara M, Odendaal

J, Devall AJ, Bennett PR, Petrou S, Coomarasamy A. Miscarriage matters: the epidemiological, physical, psychological, and economic costs of early pregnancy loss. Lancet. 2021 May 1;397(10285):1658-1667. doi: 10.1016/S0140-6736(21)00682-6. Epub 2021 Apr 27. PMID: 33915094

Sapra KJ, Joseph KS, Galea S, Bates LM, Louis GM, Ananth CV. Signs and Symptoms of Early Pregnancy Loss. Reprod Sci. 2017 Apr;24(4):502-513. doi: 51210.1177/1933719116654994. Epub 2016 Sep 27. PMID: 27342274; PMCID: 513 PMC5933199

Weitere Literaturangaben sind in den Steckbriefen enthalten.

7. Anhang: Steckbriefe mit Daten zu den Infektionserregern (Biostoffen)

Enterovirus

Allgemeines	wissenschaftlicher Name/ Gattung/Virusfamilie	Enterovirus A-D/Enterovirus/ Picornaviridae	ICTV
	allgemein üblicher Name	Enterovirus, Echovirus, Coxsackievirus	
	Abkürzung	EV (Enterovirus), E (Echovirus), CV (Coxsackievirus)	
	Erkrankung	Kinder/Erwachsene: Sommergrippe, Gastroenteritis, Hand-, Fuß-, Mundkrankheit	
Epidemiologie	Verbreitung	weltweit, regional begrenzte epidemische Ausbrüche überwiegend während der Sommermonate	
	Varianten	116 verschiedene Virustypen	
	Vorkommen/Wirte	Mensch	
	Inkubationszeit	(3 -)7–14(- 35) Tage	
	postnatale Übertragung	Schmierinfektion (fäkal-oral), mit Stuhl kontaminierte Lebensmittel, Tröpfcheninfektion (oral-oral, in der frühen Infektions-/Erkrankungsphase)	
	pränatale Übertragung	sehr selten: transplazentar, meist in Verbindung mit Coxsackievirusinfektionen (Einzelfallberichte)	Yu et al., 2015; Konstantinidou et al., 2007; Ouellet et al., 2004
	perinatale Übertragung bei Enterovirusinfektion der Schwangeren etwa eine Woche vor bis eine Woche nach Geburt	Schmierinfektion (fäkal-oral),	Pruekprasert et al., 1995
	Übertragung durch Stillen	sehr selten: Muttermilch (Einzelfallberichte)	Chang et al., 2006; Maus et al., 2008
	Durchseuchung (weltweit)	vermutlich hoch, insbesondere in tropischen/subtropischen Regionen	Brouwer et al., 2021

	Durchseuchung (Deutschland)	keine Daten verfügbar	
Akute Infektion	Verlauf		
Bei Kindern, Erwachsenen	asymptomatische Infektion	häufig	
	häufige Symptome	Fieber, Diarrhoe, Erbrechen, grippeähnliche Symptome, Exanthem, Konjunktivitis	Fischer et al., 2021; Rao, 2020
	Komplikationen	aseptische Meningitis, Enzephalitis, schlaffe Lähmung, Myokarditis, Perikarditis	
Bei Schwangeren	gesamte Schwangerschaft	ähnlich wie bei Kindern und Erwachsenen	
Bei Feten	Infektion der Schwangeren bis SSW 35	Abort, Totgeburt (IUFD)	
	Symptome	Hydrops fetalis, Perikarditis, Enzephalitis (Einzelfallberichte)	Yu et al., 2015; Konstantinidou et al., 2007; Ouellet et al., 2004
Bei perinataler Infektion von Neugeborenen	neonatale Symptome	neonatale Sepsis Fieber, Exanthem, Thrombozytopenie, Pneumonie, Hepatitis, Myo-/Perikarditis, aseptische Meningitis/Enzephalitis; schwere Verläufe: Enterovirus B (Echovirus 11, Coxsackievirus B2–B5)	Sauerbrei, 2000; Modlin, 1988; Kaga et al., 2011
Persistierende Infektion		nicht beschrieben	
Reinfektion		keine Daten verfügbar	
Prävention	Impfung	nicht verfügbar	
	passive Immunisierung	Standardimmunglobulinpräparate (Off-label use zur Verhinderung perinataler Übertragungen)	
	Hygiene	Händehygiene, Desinfektion mit viruziden Mitteln ist wirksam	
Therapie	antivirale Chemotherapie	nicht verfügbar	

Arbeitsschutz		Ein erhöhtes Infektionsrisiko für bestimmte Berufsgruppen oder Arbeitsstätten/Einrichtungen ist bei epidemischen Ausbrüchen nicht beschrieben. Für Schwangere bzw. Neugeborene stellen Infektionen in der Spätschwangerschaft, insbesondere während des Zeitraums der Geburt (1–2 Wochen vor und nach der Geburt) ein erhöhtes Risiko dar.	MuSchG ArbSchG BiostoffV ArbMedVV TRBA 400 TRBA 500
	Einstufung nach BioStoffV	Risikogruppe 2	
	Meldepflicht nach IfSG	nein	

Literatur

Brouwer L, Moreni G, Wolthers KC, Pajkrt D. World-Wide Prevalence and Genotype Distribution of Enteroviruses. Viruses. 2021 Mar 8;13(3):434. doi: 10.3390/v13030434. PMID: 33800518; PMCID: PMC7999254

Chang ML, Tsao KC, Huang CC, Yen MH, Huang CG and Lin TY. Coxsackievirus B3 in human milk. Pediatr Infect Dis J, 2006. 25(10): p. 955–957

Fischer TK, Simmonds P, Harvala H. The importance of enterovirus surveillance in a post-polio world. Lancet Infect Dis. 2022 Jan;22(1):e35-e40. doi: 10.1016/S1473-3099(20)30852-5. Epub 2021 Jul 12. PMID: 34265258

Gesetz über die Durchführung von Maßnahmen des Arbeitsschutzes zur Verbesserung der Sicherheit und des Gesundheitsschutzes der Beschäftigten bei der Arbeit (Arbeitsschutzgesetz – ArbSchG)

ICTV: https://talk.ictvonline.org/ictv-reports/ictv_online_report/positive-sense-rna-viruses/w/picornaviridae

Kaga A, Groneck P, Jahn P, Schuler-Lüttmann S, Beyrer K. Neonatale Enterovirus-Meningitis: Transmission durch die Eltern beim familiären Rooming-in und derzeitige Epidemiologie der Erkrankung in Deutschland [Neonatal enterovirus meningitis: transmission via parents during rooming-in and current epidemiology in Germany]. Z Geburtshilfe Neonatol. 2011 Feb;215(1):1–5. German. doi: 10.1055/s-0030-1255024. Epub 2011 Feb 24. PMID: 21351051

Katata Y, Suzuki A, Otani K, Watanabe H, Kitaoka S, Kumaki S. Perinatal Coxsackievirus B3 Infection with Transient Thrombocytopenia. Tohoku J Exp Med. 2016 Jun;239(2):135-8. doi: 10.1620/tjem.239.135. PMID: 27250900

Konstantinidou A, Anninos H, Spanakis N, Kotsiakis X, Syridou G, Tsakris A, Patsouris E. Transplacental infection of Coxsackievirus B3 pathological findings in the fetus. J Med Virol. 2007 Jun;79(6):754-7. doi: 10.1002/jmv.20887. PMID: 17457913

Maus MV, Posencheg MA, Geddes K, Elkan M, Peñaranda S, Oberste MS, Hodinka RL. Detection of echovirus 18 in human breast milk. J Clin Microbiol. 2008 Mar;46(3):1137-58740. doi: 10.1128/JCM.01991-07. Epub 2008 Jan 16. PMID: 18199781; PMCID: PMC2268343

Modlin JF. Perinatal echovirus and group B coxsackievirus infections. Clin Perinatol 1988; 15:233-46

Ouellet A, Sherlock R, Toye B, Fung KF. Antenatal diagnosis of intrauterine infection with coxsackievirus B3 associated with live birth. Infect Dis Obstet Gynecol. 2004;12(1):23-6. doi: 10.1080/1064744042000210357. PMID: 15460192; PMCID: PMC1784589

Pruekprasert P, Stout C, Patamasucon P. Neonatal enterovirus infection. J Assoc Acad Minor Phys. 1995;6(4):134-8. PMID: 8520177

Rao CD. Enteroviruses in gastrointestinal diseases. Rev Med Virol. 2021 Jan;31(1):1–12. doi:10.1002/rmv.2148. Epub 2020 Aug 6. PMID: 32761735

Sauerbrei A, Glück B, Jung K, Bittrich H, Wutzler P. Congenital skin lesions caused by intrauterine infection with coxsackievirus B3. Infection. 2000 Sep;28(5):326-8. doi: 10.1007/s150100070029. PMID: 11073143

Technische Regeln für Biologische Arbeitsstoffe (TRBA); https://www.baua.de/DE/Angebote/Rechtstexte-und-Technische-Regeln/Regelwerk/TRBA/TRBA.html

TRBA 400 Handlungsanleitung zur Gefährdungsbeurteilung und für die Unterrichtung der Beschäftigten bei Tätigkeiten mit biologischen Arbeitsstoffen; https://www.baua.de/DE/Angebote/Rechtstexte-und-Technische-Regeln/Regelwerk/TRBA/TRBA-400.html

TRBA 500 Grundlegende Maßnahmen bei Tätigkeiten mit biologischen Arbeitsstoffen; https://www.baua.de/DE/Angebote/Rechtstexte-und-Technische-Regeln/Regelwerk/TRBA/TRBA-500.html

Verordnung über Sicherheit und Gesundheitsschutz bei Tätigkeiten mit biologischen Arbeitsstoffen (Biostoffverordnung – BioStoffV); http://www.gesetze-im-internet.de/biostoffv_2013/index.html

Verordnung zur arbeitsmedizinischen Vorsorge (ArbMedVV); https://www.bmas.de/DE/Service/Publikationen/a453-arbeitsmedizinischen-vorsorge.html

Yu W, Tellier R, Wright JR Jr. Coxsackie Virus A16 Infection of Placenta with Massive Perivillous Fibrin Deposition Leading to Intrauterine Fetal Demise at 36 Weeks Gestation. Pediatr Dev Pathol. 2015 Jul-Aug;18(4):331-4. doi: 10.2350/15-01-1603-CR.1. Epub 2015 Mar31. PMID: 25826430

Hepatitis-B-Virus

Allgemeines	wissenschaftlicher Name/Gattung/ Virusfamilie	Hepatitis-B-Virus/Orthohepadnavirus/ Hepadnaviridae	RKI-Ratgeber HBV; ICTV
	allgemein üblicher Name	Hepatitis-B-Virus	
	Abkürzung	HBV	
	Erkrankung	Hepatitis B	
Epidemiologie	Verbreitung	weltweit	RKI-Ratgeber HBV; WHO, 2021
	Varianten	10 Genotypen und mehrere Subtypen, regional unterschiedlich	
	Vorkommen/Wirte	Mensch	
	postnatale Übertragung	Blut, Speichel, Genitalsekrete, Tränenflüssigkeit	
	Inkubationszeit	60–120 Tage, selten: bis 180 Tage	
	pränatale Übertragung	transplazentare Übertragung selten (ca. 3–4 % der akut/chronisch infizierten Schwangeren)	De-Zhong Xu et al., 2002; Towers et al., 2002
	perinatale Übertragung	Kontakt mit Blut und Sekreten von akut oder chronisch infizierten Schwangeren; Übertragungsrate: bis zu 95 %, abhängig von der Viruslast	
	Übertragung durch Stillen	Übertragung durch Muttermilch nicht nachgewiesen, aber durch Blut bei Verletzungen an der Brust akut/chronisch infizierter Mütter	
	Durchseuchung (weltweit)	Prävalenz akute/chronische HBV-Infektion: ca. 3,5 %, sehr große regionale Unterschiede	WHO, 2021
	Durchseuchung (Deutschland)	Meldungen nach IfSG (§ 7) 2020: 8.684 Meldungen 2021: 7.892 Meldungen 2022: 16.631 Meldungen Prävalenz: akute/chronische Infektion: ca. 0,3–0,5 %, abgelaufene Infektion: 5,1 %, bei Risikogruppen höher (i. v.-Drogenabhängige, Migranten, Flüchtende), Impfraten: Schuleingangsuntersuchung 2019: 87,4 %	Dudareva et al., 2022; Riek et al., 2021; Poethko-Müller et al., 2013

Akute Infektion	Verlauf		RKI-Ratgeber HBV; Goldstein et al., 2005
Bei Kindern, Erwachsenen	asymptomatische Infektion	Häufig, abhängig vom Alter: Erwachsene: ca. 33 % der Infektionen, Kleinkinder: ca. 90 %, Neugeborene: ca. 99 %	
	häufige Symptome	Leberentzündung mit unspezifischen Symptomen (Appetitlosigkeit, Gelenkschmerzen, Unwohlsein, Übelkeit, Erbrechen, Fieber), Ikterus	
	seltene Symptome/ Komplikationen	akutes Leberversagen: ca. 0,5–1 %, bei Koinfektion mit Hepatitis-D-Virus: schwerer verlaufende Hepatitis	
Bei Schwangeren		ähnlich wie bei Erwachsenen	Cornberg et al., 2021; Modrow et al., 2022
Bei Feten	Infektion der Schwangeren in SSW 1–42	Fetopathien nicht beschrieben	
Bei Neugeborenen	nach perinataler (fetaler) Infektion	> 90 % persistierende Infektion, erhöhtes Risiko für Leberzirrhose/ Leberkarzinom	
Persistierende Infektion	möglich	Erwachsene: ca. 10 % der Infektionen, Neugeborene: ca. 90 % der Infektionen, Kleinkinder (0–3 Jahre): 30–90 %, gehäuft bei Immunsupprimierten	RKI-Ratgeber HBV; Cornberg et al. 2021
	Spätfolgen	Leberzirrhose, Leberkarzinom	
	Symptome/ Schwangere	unspezifisch, Ikterus möglich	
	Symptome/Fetus	s.o.	
	Symptome/ Neugeborene	s.o.	
Reinfektion	möglich	bei Immunsupprimierten, bei Immungesunden nicht beschrieben	Cornberg et al., 2021
Prävention	Impfung	HBsAg-basierter Proteinimpfstoff (Totimpfstoff)	Epidemiologisches Bulletin 34/2021, RKI
	Passive Immunisierung	verfügbar, Hyperimmunglobulinpräparate	
	Hygiene	Hände- und Flächendesinfektion mit begrenzt viruziden oder viruziden Desinfektionsmitteln,	

		Verwendung von Einmalinstrumenten bei medizinischen Maßnahmen, Piercing, Tätowieren etc., bei infizierten Familienmitgliedern: getrennte Verwendung von Artikeln der Körperhygiene	
	Verhinderung der intrauterinen/ transplazentaren Übertragung	Screening aller Schwangeren durch HBsAg-Bestimmung, antivirale Therapie bei HBV-DNA-Last > 200 000 IU/ml	Mutterschafts-Richtlinien; Cornberg et al., 2021
	Verhinderung der perinatalen Übertragung	antivirale Therapie bei HBV-DNA-Last > 200 000 IU/ml, Passiv-/aktiv-Impfung der Neugeborenen akut oder chronisch infizierter Mütter innerhalb von 12 Stunden nach Geburt	
Therapie	antivirale Chemotherapie	verfügbar	Cornberg et al., 2021; Stinco et al., 2021; Cai et al., 2019
	Postexpositionsprophylaxe	verfügbar	
Arbeitsschutz	Bei Personen mit erhöhtem arbeitsbedingten Expositionsrisiko (Tätigkeiten, bei denen es regelmäßig und in größerem Umfang zu Kontakt mit Körperflüssigkeiten, Körperausscheidungen oder Körpergewebe kommen kann), einschließlich Auszubildender, Praktikant*innen, Studierender und ehrenamtlich Tätiger mit vergleichbarem Expositionsrisiko	Impfung, Hygienemaßnahmen, Kontakt zu Blut und Blutverschmierungen sind zu vermeiden, Verwendung von stichsicheren Systemen, soweit verfügbar; sichere Entsorgung kontaminierter scharfer oder spitzer Gegenstände, Tragen der empfohlenen persönlichen Schutzausrüstung, konsequente Handhygiene	MuSchG ArbSchG BiostoffV ArbMedVV TRBA 100 TRBA 250 TRBA 400 TRBA 500
	Einstufung nach BioStoffV	Risikogruppe 3(**)	
	Meldepflicht nach IfSG § 7	namentliche Meldung der Erstdiagnose (akute/chronische Infektion, Tod)	
	ArbMedVV	Pflichtvorsorge biologische Arbeitsstoffe	

Literatur

Cai M, Hao Y, Zhong J, Yao W, Cao X, Gu G, Qin G. Telbivudine Treatment during Late Pregnancy Prevents Mother-to-Child Transmission of Hepatitis B Virus: A Retrospective Study. Can J Gastroenterol Hepatol. 2019 Jul 9;2019:9046260. doi: 10.1155/2019/9046260 PMID: 31380321; PMCID: PMC6652084

Cornberg M et al. AWMF-S3-Leitlinie 021-011, 2021. Prophylaxe, Diagnostik und Therapie der Hepatitis-B-Virusinfektion. https://www.awmf.org/leitlinien/detail/ll/021-011.html

De-Zhong Xu, Yong-Ping Yan, Bernard C.K. Choi, Jian-Qiu Xu, Ke Men, Jing-Xia Zhang, Zhi-Hua Liu, Fu-Sheng Wang. Risk factors and mechanism of transplacental transmission of hepatitis B virus: A case-control study. Journal of Medical Virology 2002; 67: 20-6

Dudareva S, Faber M, Zimmermann R, Bock CT, Offergeld R, Steffen G, Enkelmann J. Epidemiologie der Virushepatitiden A bis E in Deutschland [Epidemiology of viral hepatitis A to E in Germany]. Bundesgesundheitsblatt Gesundheitsforschung Gesundheitsschutz. 2022 Jan 14:1–10. German. doi: 10.1007/s00103-021-03478-8. Epub ahead of print. PMID: 35029725; PMCID: PMC8758919

Epidemiologische Bulletin 34/2021, Robert Koch-Institut

Gesetz über die Durchführung von Maßnahmen des Arbeitsschutzes zur Verbesserung der Sicherheit und des Gesundheitsschutzes der Beschäftigten bei der Arbeit (Arbeitsschutzgesetz – ArbSchG)

Goldstein ST, Zhou F, Hadler SC, Bell BP, Mast EE, Margolis HS. A mathematical model to estimate global hepatitis B disease burden and vaccination impact. International Journal of Epidemiology, 2005; 34: 1329–1339

ICTV: https://talk.ictvonline.org/ictv-reports/ictv_9th_report/reverse-transcribing-dna-and-rna-viruses-2011/w/rt_viruses/155/hepadnaviridae

Modrow et al. AWMF-S2k-Leitlinie 093-01, 2022. Labordiagnostik schwangerschaftsrelevanter Virusinfektionen. https://www.awmf.org/leitlinien/detail/ll/093-001.html

Poethko-Müller C, Zimmermann R, Hamouda O, Faber M, Stark K, Ross RS, Thamm M. Die Seroepidemiologie der Hepatitis A, B und C in Deutschland: Ergebnisse der Studie zur Gesundheit Erwachsener in Deutschland (DEGS1) [Epidemiology of hepatitis A, B, and C among adults in Germany: results of the German Health Interview and Examination Survey for Adults (DEGS1)]. Bundesgesundheitsblatt Gesundheitsforschung Gesundheitsschutz. 2013 May;56(5-6):707-15. German. doi: 10.1007/s00103-013-1673-x. PMID: 23703489

Richtlinien des Gemeinsamen Bundesausschusses über die ärztliche Betreuung während der Schwangerschaft und nach der Entbindung („Mutterschafts-Richtlinien“) in der Fassung vom 10. Dezember 1985, zuletzt geändert am 16. September 2021, in Kraft getreten am 1. Januar 2022

Rieck T, Feig M, Siedler A. Impfquoten von Kinderschutzimpfungen in Deutschland – aktuelle Ergebnisse aus der RKI-Impfsurveillance, Epid Bull 2021, 49:6-29

RKI Ratgeber Hepatitis B/D: https://www.rki.de/DE/Content/InfAZ/H/HepatitisB/HepatitisB.html;jsessionid=29B2 8C8A4F4A5BFE769BE3E11A1A7BF0.internet051?cms_box=1&cms_current=Hepatitis +B&cms_lv2=2389778

Stinco M, Rubino C, Trapani S, Indolfi G. Treatment of hepatitis B virus infection in children and adolescents. World J Gastroenterol. 2021 Sep 28;27(36):6053–6063. doi: 10.3748/wjg.v27.i36.6053. PMID: 34629819; PMCID: PMC8476329

Technische Regeln für Biologische Arbeitsstoffe (TRBA); https://www.baua.de/DE/Angebote/Rechtstexte-und-Technische-Regeln/Regelwerk/TRBA/TRBA.html

Towers CV, Asrat T, and Rumney P. The presence of hepatitis B surface antigen and deoxyribonucleic acid in amniotic fluid and cord blood. Am J Obstet Gynecol, 2001. 184(7): p. 1514–1518; discussion 1518–1520

TRBA 100 Schutzmaßnahmen für Tätigkeiten mit biologischen Arbeitsstoffen in Laboratorien; https://www.baua.de/DE/Angebote/Rechtstexte-und-Technische-Regeln/Regelwerk/TRBA/TRBA-100.html

TRBA 250 Biologische Arbeitsstoffe im Gesundheitswesen und in der Wohlfahrtspflege; https://www.baua.de/DE/Angebote/Rechtstexte-und-Technische-Regeln/Regelwerk/TRBA/TRBA-250.html

TRBA 400 Handlungsanleitung zur Gefährdungsbeurteilung und für die Unterrichtung der Beschäftigten bei Tätigkeiten mit biologischen Arbeitsstoffen; https://www.baua.de/DE/Angebote/Rechtstexte-und-Technische-Regeln/Regelwerk/TRBA/TRBA-400.html

TRBA 500 Grundlegende Maßnahmen bei Tätigkeiten mit biologischen Arbeitsstoffen; https://www.baua.de/DE/Angebote/Rechtstexte-und-Technische-Regeln/Regelwerk/TRBA/TRBA-500.html

Veronese P, Dodi I, Esposito S, Indolfi G. Prevention of vertical transmission of hepatitis B virus infection. World J Gastroenterol. 2021 Jul 14;27(26):4182–4193. doi:10.3748/wjg.v27.i26.4182. PMID: 34326618; PMCID: PMC8311536

Verordnung über Sicherheit und Gesundheitsschutz bei Tätigkeiten mit biologischen Arbeitsstoffen (Biostoffverordnung – BioStoffV) http://www.gesetze-im-internet.de/biostoffv_2013/index.html

Verordnung zur arbeitsmedizinischen Vorsorge (ArbMedVV). https://www.bmas.de/DE/Service/Publikationen/a453-arbeitsmedizinischen-vorsorge.html

WHO. Hepatitis B, 2021. https://www.who.int/news-room/fact-sheets/detail/hepatitis-b

Hepatitis-C-Virus

Allgemeines	wissenschaftlicher Name/Gattung/Virusfamilie	Hepatitis-C-Virus/Hepacivirus/Flaviviridae	ICTV
	allgemein üblicher Name	Hepatitis-C-Virus	
	Abkürzung	HCV	
	Erkrankung	Hepatitis C	
Epidemiologie	Verbreitung	weltweit	Roudot-Thoraval, 2021; WHO, 2021
	Varianten	7 Genotypen, regional unterschiedlich; davon abgeleitet > 60 Subtypen mit Bildung von neuen Varianten (Quasispezies)	
	Vorkommen/Wirte	Mensch	
	postnatale Übertragung	häufig: Blut (kontaminierte Kanülen, i. v.-Drogengebrauch, Piercing, Tätowierung), selten: Speichel, Genitalsekrete (Sexualverkehr)	RKI-Ratgeber Hepatitis C; Dibba et al., 2018; Money et al., 2014; Delotte et al., 2014
	Inkubationszeit	2–8 Wochen, selten bis 6 Monate	
	pränatale/perinatale Übertragung	geringes Übertragungsrisiko: ca. 1–6 %, bei HIV-Koinfektion: bis 14 %	
	Übertragung durch Stillen	sehr selten, Übertragung in der Muttermilch: nicht beschrieben, bei hoher Viruslast sind Übertragungen durch Blut bei Verletzungen der Brustwarze nicht völlig auszuschließen.	
	Durchseuchung (weltweit)	persistierende Infektion (HCV-RNA positiv): 0,3–0,8 %, sehr große regionale Unterschiede	WHO, 2021
	Durchseuchung (Deutschland)	Meldezahlen: 2020: 4.571 Infektionen 2021: 4.764 Infektionen 2022: 7.980 Infektionen Prävalenz: **Erwachsene** (18–79 Jahre): abgelaufene Infektion: 0,2–1,9 %, akute/chronische Infektion: 0,2–0,4 % **Risikogruppen** (akute/chronische Infektion): i. v.-Drogengebrauch: 23–54 %, HIV-Infizierte: 8–30 %, Gefängnisinsassen: 8,6–17,6 %, Migrationshintergrund: 0,7–1,9 %	https://survstat.rki.de; Sperle et al., 2020; Bremer et al., 2016; Schulte et al., 2009; Jansen et al., 2015; Reuter et al., 2011

Akute Infektion	Verlauf		
Bei Kindern, Erwachsenen	asymptomatische Infektion	75–80 % asymptomatisch oder unspezifische grippeähnliche Symptome	Zimmermann et al., 2017; RKI-Ratgeber Hepatitis C
	häufige Symptome	mild verlaufende Leberentzündung, Müdigkeit, Leistungsminderung, Gelbfärbung von Haut/Augäpfel, Urin (< 25 %)	
	seltene Symptome	Juckreiz, Gelenkbeschwerden	
Bei Schwangeren		kein erhöhtes Risiko für schweren Verlauf, Symptomatik wie bei Erwachsenen	
Bei Feten	nach fetaler Infektion	Fetopathien sind nicht beschrieben.	
Bei Neugeborenen	nach fetaler/perinataler Infektion	meist asymptomatisch, Spätfolgen: verzögerte neurologische Entwicklung	Yoles et al., 2021
Persistierende Infektion	möglich	bei Erwachsenen: 60–85 %, bei Neugeborenen mit fetaler/perinataler Infektion: > 80 %	Zimmermann et al., 2017; RKI-Ratgeber Hepatitis C
	Symptome	Müdigkeit, unspezifische Oberbauchbeschwerden, Leistungsminderung	
	Spätfolgen	Leberzirrhose: 10–20 %, Leberzellkarzinom: 2–4 %, Gefäßentzündungen, Sjögren-Syndrom, Glomerulonephritis	Schott et al., 2001
Reinfektion	möglich	ja	Lombardi et al., 2019
Prävention	Impfung	nicht verfügbar	
	passive Immunisierung	nicht verfügbar	
	Postexpositionsprophylaxe	nicht etabliert	
	Hygiene	Hände- und Flächendesinfektion mit begrenzt viruziden oder viruziden Desinfektionsmitteln	TRBA 100 TRBA 250
	Verhinderung der transplazentaren Übertragung	nicht etabliert	
	Verhinderung der perinatalen Übertragung	nicht etabliert	

Therapie	antivirale Chemotherapie	verfügbar (Kombinationstherapie: Polymerase-, Protease-, NS5A- Inhibitoren), in der Schwangerschaft und Stillzeit kontraindiziert, empfohlen bei Kleinkindern ab 3 Jahren mit persistierender HCV-Infektion	Peiffer und Zeuzem, 2022; Gitto et al., 2021; Epstein und Espinosa, 2021; Zimmermann et al., 2017
Arbeitsschutz	Personen mit erhöhtem arbeitsbedingten Expositionsrisiko	Hände- und Flächendesinfektion mit begrenzt viruziden oder viruziden Desinfektionsmitteln	MuSchG ArbSchG ArbMedVV
	Tätigkeiten, bei denen es regelmäßig und in größerem Umfang zu Kontakt mit Körperflüssigkeiten, Körperausscheidungen oder Körpergewebe kommen kann, einschließlich Auszubildende, Praktikant*innen, Studierende und ehrenamtlich Tätige mit vergleichbarem Expositionsrisiko	Verwendung von stichsicheren Systemen, sichere Entsorgung kontaminierter scharfer oder spitzer Gegenstände, persönliche Schutzausrüstung	BiostoffV TRBA 100 TRBA 250 TRBA 400 TRBA 500
	Einstufung nach BioStoffV	Risikogruppe 3(**)	
	Meldepflicht nach IfSG	namentlich bei Erstnachweis der akuten oder chronischen Infektion oder Tod	
	ArbMedVV	Pflichtvorsorge biologische Arbeitsstoffe	

Literatur

Bremer V, Cai W, Gassowski M, Haußig J, Marcus U, Nielsen S et al. Drogen und chronische Infektionskrankheiten in Deutschland – DRUCK-Studie; Infektions- und Verhaltenssurvey bei injizierenden Drogengebrauchenden in Deutschland – Abschlussbericht: 1.2.2016. Robert Koch-Institut; (2016)

Delotte J, Barjoan EM, Berrébi A, Laffont C, Benos P, Pradier C, Bongain A; ALHICE study group. Obstetric management does not influence vertical transmission of HCV infection: results of the ALHICE group study. J Matern Fetal Neonatal Med. 2014

May;27(7):664–70. doi: 10.3109/14767058.2013.829813. Epub 2013 Aug 23. PMID: 23971940

Dibba P, Cholankeril R, Li AA, Patel M, Fayek M, Dibble C, Okpara N, Hines A, Ahmed A. Hepatitis C in Pregnancy. Diseases. 2018 Apr 27;6(2):31. doi: 10.3390/diseases6020031. PMID: 29702563; PMCID: PMC6023348

Epstein RL, Espinosa C. Hepatitis C Virus in Neonates and Infants. Clin Perinatol. 2021 Jun;48(2):343–357. doi: 10.1016/j.clp.2021.03.007. PMID: 34030818

Gesetz über die Durchführung von Maßnahmen des Arbeitsschutzes zur Verbesserung der Sicherheit und des Gesundheitsschutzes der Beschäftigten bei der Arbeit (Arbeitsschutzgesetz – ArbSchG)

Gitto S, Cursaro C, Bartoli A, Margotti M, Andreone P. Hepatitis C: clinical management and debated issues. Minerva Med. 2021 Apr;112(2):228–237. doi: 10.23736/S0026-4806.20.07208-0. Epub 2020 Dec 15. PMID: 33319975

ICTV: https://talk.ictvonline.org/ictv-reports/ictv_online_report/positive-sense-rna-viruses/w/flaviviridae/362/genus-hepacivirus

Jansen K, Thamm M, Bock CT, Scheufele R, Kücherer C, Muenstermann D et al. High prevalence and high incidence of coinfection with hepatitis B, hepatitis C, and syphilis and low rate of effective vaccination against hepatitis B in HIV-positive men who have sex with men with known date of HIV seroconversion in Germany. PLoS ONE. (2015) 10:e0142515. 10.1371/journal.pone.0142515

Lombardi A, Mondelli MU, ESCMID Study Group for Viral Hepatitis (ESGVH). Hepatitis C: Is eradication possible? Liver Int. 2019 Mar;39(3):416–426. doi: 10.1111/liv.14011. Epub 2019 Jan 10. PMID: 30472772

Money D, Boucoiran I, Wagner E, Dobson S, Kennedy A, Lohn Z, Krajden M, Yoshida EM. Obstetrical and neonatal outcomes among women infected with hepatitis C and their infants. J Obstet Gynaecol Can. 2014 Sep;36(9):785–794. doi: 10.1016/S1701-2163(15)30480-1. PMID: 25222357

Peiffer KH, Zeuzem S. Behandlung von Hepatitis-C-Infektionen im Zeitalter direkt wirkender antiviraler Medikamente (DAAs) [Treatment of hepatitis C infections in the era of direct-acting antivirals (DAAs)]. Bundesgesundheitsblatt Gesundheitsforschung Gesundheitsschutz. 2022 Jan 10:1–8. German. doi: 10.1007/s00103-021-03481-z. Epub ahead of print. PMID: 35006288; PMCID: PMC8744052

Reuter S, Oette M, Wilhelm FC, Beggel B, Kaiser R, Balduin M, Schweitzer F, Verheyen J, Adams O, Lengauer T, Fätkenheuer G, Pfister H, Häussinger D. Prevalence and characteristics of hepatitis B and C virus infections in treatment-naïve HIV-infected patients. Med Microbiol Immunol. 2011 Feb;200(1):39–49. doi: 10.1007/s00430-010-0172-z. Epub 2010 Sep 19. Erratum in: Med Microbiol Immunol. 2011 Feb;200(1):51. PMID: 20853118

RKI-Ratgeber Hepatitis C. https://www.rki.de/DE/Content/InfAZ/H/HepatitisC/HepatitisC.html;jsessionid=29B28C8A4F4A5BFE769BE3E11A1A7BF0.internet051?cms_box=1&cms_current=Hepatitis+C&cms_lv2=2389780

Roudot-Thoraval F. Epidemiology of hepatitis C virus infection. Clin Res Hepatol Gastroenterol. 2021 May;45(3):101596. doi: 10.1016/j.clinre.2020.101596. Epub 2021 Feb 17. PMID: 33610022

Schott P, Hartmann H, Ramadori G. Hepatitis C virus-associated mixed cryoglobulinemia. Clinical manifestations, histopathological changes, mechanisms of cryoprecipitation and options of treatment. Histol Histopathol. 2001 Oct;16(4):1275–85. doi:10.14670/HH-16.1275. PMID: 11642746

Schulte B, Stöver H, Thane K, Schreiter C, Gansefort D, Reimer J. Substitution treatment and HCV/HIV-infection in a sample of 31 German prisons for sentenced inmates. Int J Prison Health. 2009;5(1):39–44. doi: 10.1080/17449200802692144. PMID: 2575 8928

Sperle I, Steffen G, Leendertz SA, Sarma N, Beermann S, Thamm R, Simeonova Y, Cornberg M, Wedemeyer H, Bremer V, Zimmermann R, Dudareva S. Prevalence of Hepatitis B, C, and D in Germany: Results From a Scoping Review. Front Public Health. 2020 Aug 28;8:424. doi: 10.3389/fpubh.2020.00424. PMID: 33014960; PMCID: PMC7493659

Technische Regeln für Biologische Arbeitsstoffe (TRBA); https://www.baua.de/DE/Angebote/Rechtstexte-und-Technische-Regeln/Regelwerk/TRBA/TRBA.html

TRBA 100 Schutzmaßnahmen für Tätigkeiten mit biologischen Arbeitsstoffen in Laboratorien; https://www.baua.de/DE/Angebote/Rechtstexte-und-Technische-Regeln/Regelwerk/TRBA/TRBA-100.html

TRBA 250 Biologische Arbeitsstoffe im Gesundheitswesen und in der Wohlfahrtspflege; https://www.baua.de/DE/Angebote/Rechtstexte-und-Technische-Regeln/Regelwerk/TRBA/TRBA-250.html

TRBA 400 Handlungsanleitung zur Gefährdungsbeurteilung und für die Unterrichtung der Beschäftigten bei Tätigkeiten mit biologischen Arbeitsstoffen; https://www.baua.de/DE/Angebote/Rechtstexte-und-Technische-Regeln/Regelwerk/TRBA/TRBA-400.html

TRBA 500 Grundlegende Maßnahmen bei Tätigkeiten mit biologischen Arbeitsstoffen; https://www.baua.de/DE/Angebote/Rechtstexte-und-Technische-Regeln/Regelwerk/TRBA/TRBA-500.html

Verordnung über Sicherheit und Gesundheitsschutz bei Tätigkeiten mit biologischen Arbeitsstoffen (Biostoffverordnung – BioStoffV) http://www.gesetze-im-internet.de/biostoffv_2013/index.html

Verordnung zur arbeitsmedizinischen Vorsorge (ArbMedVV); https://www.bmas.de/DE/Service/Publikationen/a453-arbeitsmedizinischen-vorsorge.html

WHO, 2021. https://www.who.int/news-room/fact-sheets/detail/hepatitis-c

Yoles I, Sheiner E, Abu-Freha N, Wainstock T. Maternal hepatitis B or C carrier status and long-term risk for offspring neurological morbidity: a population-based cohort study. J Dev Orig Health Dis. 2021 Jan 21:1–5. doi: 10.1017/S2040174420001397. Epub ahead of print. PMID: 33472720

Zimmermann et al. AWMF-S3-Leitlinie 021-012, 2017. Prophylaxe, Diagnostik und Therapie der Hepatitis-C-Virusinfektion. https://www.awmf.org/leitlinien/detail/ll/021-012.html

Humane Immundefizienzviren (HIV)

Allgemeines	wissenschaftlicher Name/ Gattung/Unterfamilie/ Virusfamilie/Gattung	Humanes Immundefizienzvirus/ Lentivirus/Orthoretrovirinae/Retroviridae	ICTV
	allgemein üblicher Name	humaner Immundefizienzvirus	
	Abkürzung	HIV	
	Erkrankung	AIDS: erworbene Immunschwäche	
Epidemiologie	Verbreitung	weltweit, Hochprävalenzregionen: Subsahara-Afrika, Süd-/Südostasien	WHO, 2021
	Varianten	2 Spezies: HIV-1 und HIV-2, HIV-1: Untergruppen M, N, O, P, Untergruppe M: Subtypen A-D, F-H, J, K, HIV-2: Untergruppen A-H, Bildung zahlreicher Varianten/Quasispezies, regional unterschiedlich verbreitet	
	Vorkommen/Wirte	Mensch	
	Inkubationszeit	2–10 Wochen	
	postnatale Übertragung	Blut (Nadelstichverletzungen, i. v.-Drogengebrauch etc.), Genitalsekrete (Sexualverkehr)	Bertolli et al., 1996; Simonon et al., 1994; The Working Group on Mother-to-Child Transmission of HIV, 1995
	pränatale Übertragung	transplazentar: 20–30 % bei nicht therapierten Schwangeren	
	perinatale Übertragung	50–65 % bei nicht therapierten Schwangeren, abhängig von der Höhe der Viruslast der Schwangeren bei Geburt	
	Übertragung durch Stillen	Muttermilch und Blut bei Verletzungen an der Brust (10–20 % bei nicht therapierten Müttern)	
	vertikale Übertragung (Deutschland)	< 10 Mutter-Kind-Übertragungen im Jahr 2020	an der Heiden et al., 2021
	Durchseuchung (weltweit)	HIV-Prävalenz: ca. 0,48 %, 37,7 Mio. HIV-Infizierte mit sehr großen regionalen Unterschieden	WHO, 2021
	Durchseuchung (Deutschland)	HIV-Prävalenz 2020 (geschätzt): Gesamtbevölkerung: 0,09 %, Männer: 0,17 %, Frauen: 0,04 %, Meldezahlen Deutschland: 2020: 2.902 Infektionen 2021: 2.259 Infektionen 2022: 3.263 Infektionen	an der Heiden et al., 2021; Epidemiologisches Bulletin 47/2022

Akute Infektion	Verlauf		
Bei Kindern, Erwachsenen	asymptomatische Infektion	ca. 50 % der Infektionen	RKI-Ratgeber HIV-Infektion/AIDS; Markus et al., 2021
	Symptome	retrovirales Syndrom, Fieber, grippeähnliche Symptome, Lymphknotenschwellung, Mononukleose-ähnlich. ein symptomfreies Stadium der HIV- Infektion kann weniger als 12 Monate bis 10 Jahre dauern.	
Bei Schwangeren		bei akuter Infektion ähnlicher Erkrankungsverlauf wie bei Nichtschwangeren	Harris und Yudin, 2020; Behrens et al., 2020
Bei Feten		keine Fetopathien	
Bei Neugeborenen	nach fetaler Infektion	AIDS	
	nach perinataler Infektion	AIDS	
Persistierende Infektion	Obligat	lebenslange Persistenz durch Integration des Virusgenoms in die chromosomale DNA des Wirts, Folge: AIDS-kennzeichnende Erkrankungen, Symptome: vielfältig, meist chronische und zunehmend schwer verlaufende Erkrankungen durch opportunistische Infektionen und Tumorerkrankungen aufgrund der Schädigung der Immunabwehr, unspezifische Störungen des Allgemeinbefindens, Haut- und Schleimhautveränderungen, gastrointestinale Beschwerden, Komplikationen durch die ausgeprägten und irreversiblen Störungen der zellulären Immunabwehr	RKI-Ratgeber HIV-Infektion/AIDS; Markus et al., 2021
	Spätfolgen	AIDS, lebensbedrohliche opportunistische Infektionen und Tumorerkrankungen	
	Symptome/Schwangere	wie bei anderen Infizierten	
Zweitinfektion	möglich	Ko-/Überinfektion mit alternativen Subtypen/Varianten	

Prävention	Impfung	nicht verfügbar	
	passive Immunisierung	nicht verfügbar	
	Postexpositionsprophylaxe	etabliert und verfügbar	
	Hygiene	Basishygiene	TRBA 100 TRBA 250
		Hände- und Flächendesinfektion mit begrenzt viruziden oder viruziden Desinfektionsmitteln, ausschließliche Verwendung von Einmalinstrumenten bei medizinischen/ärztlichen Maßnahmen und beim Piercing oder Tätowieren! Safer Sex! Bei infizierten Familienmitgliedern keine gemeinsame Verwendung von Artikeln für die Körperhygiene!	
	Verhinderung der intrauterinen/transplazentaren Übertragung	Screening: HIV-Antikörpertest im 1. Trimenon. Beginn der antiretroviralen Chemotherapie so rasch wie möglich, spätestens zu Beginn des 2. Trimenons. Bei fachgerechter Durchführung der erforderlichen Maßnahmen kann eine Übertragung in über 99 % der Fälle verhindert werden.	Mutterschafts-Richtlinien; Behrens et al., 2020; Van de Perre et al., 2021
	Verhinderung der perinatalen Übertragung	antiretrovirale Therapie der Mutter, Sectio caesarea bei hoher Viruslast, antiretrovirale Prophylaxe beim Neugeborenen	Van de Perre et al., 2021
Therapie	Antivirale Chemotherapie	Antiretrovirale Chemotherapie (HAART) ist etabliert; in Deutschland bekommen ca. 95 % der HIV-Infizierten entsprechende Chemotherapie. Für HIV-positive Schwangere gelten die Behandlungsindikationen wie für nicht schwangere Erwachsene	Markus et al., 2021
Arbeitsschutz	Personen mit erhöhtem arbeitsbedingten Expositionsrisiko, einschließlich Auszubildende, Praktikant*innen, Studierende und ehrenamtlich Tätige mit vergleichbarem Expositionsrisiko	Basishygiene, Hände- und Flächendesinfektion mit begrenzt viruziden oder viruziden Desinfektionsmitteln, Verwendung von stichsicheren Systemen, soweit verfügbar, sichere Entsorgung kontaminierter scharfer oder spitzer Gegenstände, persönliche Schutzausrüstung	MuSchG ArbSchG ArbMedVV BioStoffV TRBA 100 TRBA 250 TRBA 400 TRBA 500

	Einstufung nach BioStoffV	Risikogruppe 3(**)	
	Meldepflicht nach IfSG	nicht namentlich direkter oder indirekter HIV-Nachweis (Erstdiagnose)	

Literatur

An der Heiden M, Marcus U, Kollan C, Schmidt D, Gunsenheimer-Bartmeyer B, Bremer V. Schätzung der Zahl der HIV-Neuinfektionen und der Gesamtzahl von Menschen mit HIV in Deutschland, Stand Ende 2020. Epid Bull 2021;47:3 -17 | DOI 10.25646/930

Behrens G, Haberl A et al. AWMF-S2k-Leitlinie 055-02, 2020. Leitlinie zur HIV-Therapie in der Schwangerschaft und bei HIV-exponierten Neugeborenen. https://www.awmf.org/leitlinien/detail/ll/055-002.html

Bertolli J, St Louis ME, Simonds RJ, Nieburg P, Kamenga M, Brown C, Tarande M, Quinn T, Ou CY. Estimating the timing of mother-to-child transmission of human immunodeficiency virus in a breast-feeding population in Kinshasa, Zaire. J Infect Dis. 1996 Oct;174(4):722–6

Epidemiologisches Bulletin 47/2022. Schätzung der Anzahl von HIV-Neuinfektionen im Jahr 2021 und der Gesamtzahl von Menschen, die Ende 2021 mit HIV in Deutschland leben. Robert Koch-Institut

Gesetz über die Durchführung von Maßnahmen des Arbeitsschutzes zur Verbesserung der Sicherheit und des Gesundheitsschutzes der Beschäftigten bei der Arbeit (Arbeitsschutzgesetz – ArbSchG)

Harris K, Yudin MH. HIV Infection in Pregnant Women: A 2020 Update. Prenat Diagn. 2020 Dec;40(13):1715–1721. doi: 10.1002/pd.5769. Epub 2020 Jul 20. PMID: 33405240

ICTV. https://talk.ictvonline.org/ictv-reports/ictv_online_report/reverse-transcribing-dna-and-rna-viruses/w/retroviridae

Markus et al. AWMF-S2k-Leitlinie 055-01, 2021. Deutsch-Österreichische Leitlinien zur antiretroviralen Therapie der HIV-1-Infektion. https://www.awmf.org/leitlinien/detail/ll/055-001.html

Richtlinien des Gemeinsamen Bundesausschusses über die ärztliche Betreuung während der Schwangerschaft und nach der Entbindung („Mutterschafts-Richtlinien") in der Fassung vom 10. Dezember 1985, zuletzt geändert am 16. September 2021, in Kraft getreten am 1. Januar 2022

RKI-Ratgeber HIV-Infektion/AIDS; https://www.rki.de/DE/Content/InfAZ/H/HIVAIDS/hiv_aids.html;jsessionid=93497BB8D022ACEA2FF7CD6526EFE21A.internet071?cms_box=1&cms_current=HIV+%28AIDS%29&cms_lv2=2747670

Simonon A, Lepage P, Karita E, Hitimana DG, Dabis F, Msellati P, Van Goethem C, Nsengumuremyi F, Bazubagira A, Van de Perre P. An assessment of the timing of mother-to-child transmission of human immunodeficiency virus type 1 by means of polymerase chain reaction. J Acquir Immune Defic Syndr. 1994 Sep;7(9):952–7

Technische Regeln für Biologische Arbeitsstoffe (TRBA); https://www.baua.de/DE/Angebote/Rechtstexte-und-Technische-Regeln/Regelwerk/TRBA/TRBA.html

The Working Group on Mother-to-Child Transmission of HIV. Rates of mother-to-child transmission of HIV-1 in Africa, America, and Europe: results from 13 perinatal studies. The Working Group on Mother-To-Child Transmission of HIV. J Acquir Immune Defic Syndr Hum Retrovirol. 1995 Apr;8(5):506–10

TRBA 100 Schutzmaßnahmen für Tätigkeiten mit biologischen Arbeitsstoffen in Laboratorien; https://www.baua.de/DE/Angebote/Rechtstexte-und-Technische-Regeln/Regelwerk/TRBA/TRBA-100.html

TRBA 250 Biologische Arbeitsstoffe im Gesundheitswesen und in der Wohlfahrtspflege; https://www.baua.de/DE/Angebote/Rechtstexte-und-Technische-Regeln/Regelwerk/TRBA/TRBA-250.html

TRBA 400 Handlungsanleitung zur Gefährdungsbeurteilung und für die Unterrichtung der Beschäftigten bei Tätigkeiten mit biologischen Arbeitsstoffen; https://www.baua.de/DE/Angebote/Rechtstexte-und-Technische-Regeln/Regelwerk/TRBA/TRBA-400.html

TRBA 500 Grundlegende Maßnahmen bei Tätigkeiten mit biologischen Arbeitsstoffen; https://www.baua.de/DE/Angebote/Rechtstexte-und-Technische-Regeln/Regelwerk/TRBA/TRBA-500.html

Van de Perre P, Goga A, Ngandu N, Nagot N, Moodley D, King R, Molès JP, Mosqueira B, Chirinda W, Scarlatti G, Tylleskär T, Dabis F, Gray G. Eliminating postnatal HIV transmission in high incidence areas: need for complementary biomedical interventions. Lancet. 2021 Apr 3;397(10281):1316–1324. doi: 10.1016/S0140-6736(21)00570-5. PMID: 33812490

Verordnung über Sicherheit und Gesundheitsschutz bei Tätigkeiten mit biologischen Arbeitsstoffen (Biostoffverordnung – BioStoffV) http://www.gesetze-im-internet.de/biostoffv_2013/index.html

Verordnung zur arbeitsmedizinischen Vorsorge (ArbMedVV); https://www.bmas.de/DE/Service/Publikationen/a453-arbeitsmedizinischen-vorsorge.html

WHO, 2021. https://www.who.int/news-room/fact-sheets/detail/hiv-aids

Herpes-simplex-Viren

Allgemeines	wissenschaftlicher Name/Gattung/Unterfamilie/Virusfamilie	humanes Alphaherpesvirus 1, 2/ Simplex-Virus/Alphaherpesvirinae/ Herpesviridae	ICTV
	allgemein üblicher Name	Herpes-simplex-Virus 1, 2	
	Abkürzung	HSV-1, 2, HuAHV-1, 2, HHV-1, 2	
	Erkrankung	Kinder/Erwachsene: akute Infektion: Gingivostomatitis aphthosa, Rekurrenz: Herpes labialis, Herpes genitalis Feten: kongenitale Herpes-simplex-Infektion Neugeborene: Herpes neonatorum	
Epidemiologie	Verbreitung	weltweit	
	Varianten	zwei unterscheidbare Spezies (HSV-1 und HSV-2)	
	Vorkommen/Wirte	Mensch	
	postnatale Übertragung	Tröpfcheninfektion/Aerosole (Speichel, Genitalsekrete, Bläscheninhalt), Schmierinfektion, direkter Haut-/Schleimhautkontakt	RKI-Ratgeber Herpesinfektionen
	pränatale Übertragung	transplazentare Übertragung	
	perinatale Übertragung	transplazentar aszendierend oder Tröpfchen-/Kontaktinfektion bei Herpes genitalis durch akute Infektion zum Zeitpunkt der Geburt	
	neonatale Übertragung	Tröpfchen-/Kontaktinfektion bei Herpes labialis bei Kontaktpersonen	
	Übertragung durch Stillen	Muttermilch: keine Transmission, bei akuten Herpesbläschen an der Brustwarze ist Übertragung möglich.	
	Durchseuchung (weltweit)	HSV-1: Bevölkerung 0–49 Jahre: 67 %, höchste Seroprävalenz in Afrika, Südostasien, Region Westpazifik	Looker et al., 2015
	Durchseuchung (Deutschland)	Seroprävalenz: HSV-1: < 25 Jahre: 40–60 %, 25–34 Jahre: 60–70 %, 35–44 Jahre: 70–80 %, HSV-2: > 18 Jahre: ca. 10 %	Woestenberg et al., 2016; Korr et al., 2017
	Inkubationszeit	allgemein: 1–12 Tage, bei perinataler Übertragung: 1–5 Tage (ZNS-Symptomatik: 2–3 Wochen)	

Akute Infektion/Primärinfektion			
Bei Kindern, Erwachsenen	asymptomatische Infektion	häufig	RKI-Ratgeber Herpes-Infektionen
	häufige Symptome	HSV-1: Herpes labialis (Bläschenbildung an der Eintrittspforte: Lippen, Mundschleimhaut), Gingivostomatitis aphthosa, Herpes genitalis, HSV-2: Herpes genitalis, Vulvovaginitis herpetica	
	seltene Symptome/ Komplikationen	Hepatitis, Entzündungen der Augenhornhaut, Meningitis, Enzephalitis	Rozenberg et al., 2011; Chávez et al., 2021
Bei Schwangeren		Erkrankungsverlauf ähnlich wie bei Kindern, Erwachsenen	
Bei Feten	bei akuter Infektion der Schwangeren in SSW 1–20	selten: kongenitale Infektion (Einzelfallberichte)	Pichler et al., 2015; Marquez et al., 2011
Bei Neugeborenen nach fetaler Infektion	neonatale Symptome	Hautläsionen, Augenerkrankungen, neurologische Erkrankungen	Bhatta et al., 2018
Bei Neugeborenen nach perinataler/neonataler Infektion	bei Herpes genitalis der Schwangeren zum Zeitpunkt der Geburt: perinatale Übertragung; bei Herpes labialis der Mutter, Familienmitglieder, Kontaktpersonen: neo-/postnatale Übertragung	Herpes neoatorum, in Deutschland selten (Prävalenz: 2,3/100.000 Lebendgeburten, Mortalität: 0,13/100.000 Lebendgeburten)	Fernandes et al., 2021; Kidszun et al., 2022
	Symptome	Trinkschwäche, graue Haut, Fieber, Übergang zu lokalisierten Haut-/ Schleimhautläsionen, Erkrankung des Auges, ZNS-Beteiligung, disseminierte systemische Infektion	Boyd et al., 2022; Maqsood et al., 2020
Viruslatenz	nach der akuten Infektion lebenslange Latenz in den Trigeminus-, Ciliarganglien (HSV-1) bzw. Sakralganglien (HSV-2)		
Sekundärinfektionen			
Rekurrenz/ Reaktivierung	Erwachsene/Schwangere		
	Erkrankung	Herpes labialis, Herpes genitalis	

	Auftreten	nach individuell unterschiedlichen Auslösern: UV-Licht, Fieber, Medikamente, Stress	
	Symptome	Bläschenbildung an Lippen, Mund-/Genitalschleimhaut	
	Komplikationen	Meningitis, Entzündungen der Augenhornhaut	
	Feten/Neugeborene		
	Auftreten	Transplazentare Transmission und fetale Infektion sowie perinatale Transmission und Erkrankung bei Neugeborenen sind bei HSV-Reaktivierungen während der Schwangerschaft nicht beschrieben.	
Reinfektion	Kinder/Erwachsene/Schwangere		
	Auftreten	Autoinokulation durch Verbreitung von Bläscheninhalt auf andere Haut-/Schleimhautbereiche	
	Symptome	Bläschenbildung	
	Feten/Neugeborene		
	Auftreten	Transplazentare Transmission und fetale Infektion sowie perinatale Transmission und Erkrankung bei Neugeborenen sind bei HSV-Reinfektionen während der Schwangerschaft nicht beschrieben.	
Prävention	Impfung	nicht verfügbar	
	Passive Immunisierung	nicht verfügbar	
	Hygiene	Händehygiene, Desinfektion mit begrenzt viruziden und viruziden Mitteln ist wirksam, Kontaktvermeidung zu Personen mit Herpesbläschen	
	Verhinderung der transplazentaren/perinatalen Übertragung	bei Primärinfektion der Schwangeren: antivirale Prophylaxe mit Acyclovir (Off-label-use)	
Therapie	antivirale Chemotherapie	Schwangere, Neugeborene: Acyclovir, (Off-label-use)	Pittet et al., 2021

Arbeitsschutz	Umgang im Labor	persönliche Schutzausrüstung, Basishygiene, Kontaktvermeidung seronegativer Schwangerer/Stillender zu Personen mit floriden Herpesbläschen	MuSchG ArbSchG ArbMedVV BioStoffV TRBA 100 TRBA 400 TRBA 500
	Einstufung nach BioStoffV	Risikogruppe 2	
	Meldepflicht nach IfSG	nein	

Literatur

Bhatta AK, Keyal U, Liu Y, Gellen E. Vertikale Übertragung des Herpes-simplex-Virus: eine Aktualisierung. J Dtsch Dermatol Ges. 2018 Jun;16(6):685–693. doi: 10.1111/ddg.13529_g. PMID: 29873927

Boyd RL, Ward R, Kasman LM. Herpes Simplex Neonatorum. 2021 Jul 25. In: StatPearls [Internet]. Treasure Island (FL): StatPearls Publishing; 2022 Jan–. PMID: 29261969

Chávez SM, Poniachik JM, Urzua ÁM, Roblero JP, Cattaneo MJ, Jimenez AP, Carreño LE, Cornejo RA. Acute liver failure due to herpes simplex virus: diagnostic clues and potential role of plasmapheresis: A case report. Medicine (Baltimore). 2021 Sep 3;100(35):e27139. doi: 10.1097/MD.0000000000027139. PMID: 34477166; PMCID: PMC8416005

Fernandes ND, Arya K, Ward R. Congenital Herpes Simplex. 2021 Dec 17. In: StatPearls [Internet]. Treasure Island (FL): StatPearls Publishing; 2022 Jan–. PMID: 29939674

Gesetz über die Durchführung von Maßnahmen des Arbeitsschutzes zur Verbesserung der Sicherheit und des Gesundheitsschutzes der Beschäftigten bei der Arbeit (Arbeitsschutzgesetz – ArbSchG)

ICTV, https://talk.ictvonline.org/ictv-reports/ictv_online_report/dsdna-viruses/w/herpesviridae

Kidszun A, Bruns A, Schreiner D, Tippmann S, Winter J, Pokora RM, Urschitz MS, Mildenberger E. Characteristics of neonatal herpes simplex virus infections in Germany: results of a 2-year prospective nationwide surveillance study. Arch Dis Child Fetal Neonatal Ed. 2022 Mar;107(2):188–192. doi: 10.1136/archdischild-2021-321940. Epub 2021 Jul 13. PMID: 34257101

Korr, G., M. Thamm, I. Czogiel, C. Poethko-Mueller, V. Bremer and K. Jansen. Decreasing seroprevalence of herpes simplex virus type 1 and type 2 in Germany leaves many people susceptible to genital infection: time to raise awareness and enhance control. BMC Infect Dis, 2017. **17**(1): p. 471

Looker KJ, Magaret AS, May MT, Turner KM, Vickerman P, Gottlieb SL, Newman LM. Global and Regional Estimates of Prevalent and Incident Herpes Simplex Virus Type 1 Infections in 2012. PLoS One. 2015 Oct 28;10(10):e0140765. doi: 10.1371/journal.pone.0140765. PMID: 26510007; PMCID: PMC4624804

Marquez, L., M.L. Levy, F.M. Munoz, and D.L. Palazzi. A report of three cases and review of intrauterine herpes simplex virus infection. Pediatr Infect Dis J, 2011. 30(2): p. 153–157

Maqsood N, Mahmood U. Herpes simplex ophthalmia neonatorum: a sight-threatening diagnosis. Br J Gen Pract. 2020 Oct 1;70(699):513–514. doi: 10.3399/bjgp20X712973. PMID: 33004377; PMCID: PMC7518920

Pichler, M., A. Staffler, N. Bonometti, H. Messner, J. Deluca, T. Thuile, R. Kluge et al. Premature newborns with fatal intrauterine herpes simplex virus-1 infection: first report of twins and review of the literature. J Eur Acad Dermatol Venereol, 2015. 29(6): p. 1216–1220

Pittet LF, Curtis N. Postnatal Exposure to Herpes Simplex Virus: To Treat or Not to Treat? Pediatr Infect Dis J. 2021 May 1;40(5S):S16-S21. doi: 10.1097/INF.0000000000002846. PMID: 32773663

RKI-Ratgeber Herpes-Infektionen. https://www.rki.de/DE/Content/InfAZ/H/Herpes/Herpes.html;jsessionid=29B28C8A4F4A5BFE769BE3E11A1A7BF0.internet051?cms_box=1&cms_current=Herpes-Infektionen+%28Herpes+simplex%29&cms_lv2=2394188

Rozenberg F, Deback C, Agut H. Herpes simplex encephalitis: from virus to therapy. Infect Disord Drug Targets. 2011 Jun;11(3):235–50. doi: 10.2174/187152611795768088. PMID: 21488834

Technische Regeln für Biologische Arbeitsstoffe (TRBA); https://www.baua.de/DE/Angebote/Rechtstexte-und-Technische-Regeln/Regelwerk/TRBA/TRBA.html

TRBA 100 Schutzmaßnahmen für Tätigkeiten mit biologischen Arbeitsstoffen in Laboratorien; https://www.baua.de/DE/Angebote/Rechtstexte-und-Technische-Regeln/Regelwerk/TRBA/TRBA-100.html

TRBA 400 Handlungsanleitung zur Gefährdungsbeurteilung und für die Unterrichtung der Beschäftigten bei Tätigkeiten mit biologischen Arbeitsstoffen; https://www.baua.de/DE/Angebote/Rechtstexte-und-Technische-Regeln/Regelwerk/TRBA/TRBA-400.html

TRBA 500 Grundlegende Maßnahmen bei Tätigkeiten mit biologischen Arbeitsstoffen; https://www.baua.de/DE/Angebote/Rechtstexte-und-Technische-Regeln/Regelwerk/TRBA/TRBA-500.html

Verordnung über Sicherheit und Gesundheitsschutz bei Tätigkeiten mit biologischen Arbeitsstoffen (Biostoffverordnung – BioStoffV) http://www.gesetze-im-internet.de/biostoffv_2013/index.html

Woestenberg, PJ, Tjhie JH, de Melker HE, van der Klis FR, van Bergen JE, van der Sande MA and van Benthem BH. Herpes simplex virus type 1 and type 2 in the Netherlands: seroprevalence, risk factors and changes during a 12-year period. BMC Infect Dis, 2016. 16: p. 364

Influenzaviren

Allgemeines	wissenschaftlicher Name/Gattung/Unterfamilie/Virusfamilie	Influenza A-Virus/Alphainfluenzavirus Influenza B-Virus/Betainfluenzavirus Influenza C-Virus/Gammainfluenzavirus/Orthomyxoviridae	ICTV
	allgemein üblicher Name	Influenzavirus (klassisches Grippevirus)	
	Abkürzung	FLUAV/FLUBV/FLUCV	
	Erkrankung	Neugeborene/Kinder/Erwachsene: klassische Virusgrippe, Influenza	Peteranderl et al., 2016; Zaraket et al., 2021; Malainou und Herold, 2019
Epidemiologie	Verbreitung	weltweit	
	Varianten	FLUAV H1-H16 (Endemie, Epidemie, Pandemie); bei Menschen überwiegen FLUAV H1-H3 FLUBV: keine Subtypen (Endemie) FLUCV: keine Subtypen, sehr selten	RKI-Ratgeber Influenza
	Vorkommen/Wirte	Mensch, Wildvögel, Zuchtgeflügel, Schweine, Pferde	
	postnatale Übertragung	Tröpfcheninfektion (Speichel), Kontaktinfektion, Schmierinfektion über kontaminierte Flächen	
	pränatale Übertragung	nicht beschrieben	
	perinatale Übertragung	nicht beschrieben	
	neo-/postnatale Übertragung	Tröpfcheninfektion bei akuter Influenza der Schwangeren zum Geburtszeitpunkt bzw. der Mutter, Familienangehörigen, Kontaktpersonen	
	Übertragung durch Stillen	Übertragung durch Muttermilch ist nicht beschrieben.	
	Inzidenz (weltweit)	hoch, humane FLUAV-Subtypen H1, H3: weltweit in der Bevölkerung verbreitet, Subtypen H1–H16 in Wildvögeln, hochpathogene Subtypen H5, H7, H9 in Zuchtgeflügel (bei Kontakt mit infizierten Vögeln sind Übertragungen und schwere Erkrankungen bei Menschen möglich).	WHO

	Inzidenz (Deutschland)	abhängig von den jeweiligen wintersaisonalen Epidemien, unterschiedlich hoch, gemeldete Influenzavirusinfektionen 2020: 194.712 Meldungen 2021: 1.128 Meldungen 2022: 270.742 Meldungen	Van Kerkhove et al., 2013; King et al., 2021; https://survstat.rki.de
	Inkubationszeit	1–4 Tage	
Akute Infektion	Verlauf		
Bei Kindern, Erwachsenen	asymptomatische Infektion	möglich	
	häufige Symptome	Fieber > 39,5 °C, Kopf-/Gliederschmerzen, trockener Husten	
	Komplikationen	Pneumonie (viral oder durch bakterielle Überinfektion), Myositis, Myokarditis, Otitis media, Enzephalitis	
Bei Schwangeren	(2.) – 3. Trimenon	erhöhte Rate für schwere Verläufe mit Pneumonie, Enzephalitis, Tod	Vousden und Knight, 2021
Bei Feten bei akuter Infektion der Schwangeren	1. – (2.) Trimenon	erhöhte Abortrate, Frühgeburtlichkeit, fraglicher Zusammenhang mit Neuralrohrdefekten bei hochfieberhafter Influenza im ersten Trimester durch immunologische Abwehrreaktionen	CDC, 2011; He et al., 2017; Luteijn et al., 2014; Wang et al., 2014
Bei neonataler Infektion (Neugeborene)	0–6 Monate	Virusgrippe, hohes Risiko für Komplikationen (Enzephalitis) bei Neugeborenen nicht geimpfter Mütter	Lietz et al., 2016
Reinfektion		Wiederholte Infektion mit saisonalen FLUAV-Subtypen aufeinanderfolgender Winterepidemien ist regelmäßig möglich.	
Prävention	Impfung	Ja, Totimpfstoffe gegen saisonale FLUAV-Subtypen und FLUBV gemäß STIKO-Empfehlung	Adeyanju et al., 2021; Nypaver et al., 2021
	passive Immunisierung	nicht verfügbar	
	Hygiene	Händehygiene, Desinfektion mit begrenzt viruziden und viruziden Mitteln ist wirksam.	
Therapie	Antivirale Chemotherapie	möglich (Hemmstoffe der Neuraminidase)	Jefferson et al., 2014

Arbeits-schutz	Umgang mit Viren in Labor, Forschung, Arbeitsstätten	persönliche Schutzausrüstung, Mund-/Nasenschutz, Kontrolle der Impfdokumente, Impfung gegen saisonale Subtypen entsprechend STIKO- Empfehlung, befristetes Beschäftigungsverbot für Schwangere bei saisonalen Ausbrüchen in Kinderbetreuungseinrichtungen (< 6-Jährige), erhöhtes Infektionsrisiko für Tätige im Gesundheitswesen ist nicht beschrieben	MuSchG ArbSchG ArbMedVV BioStoffV TRBA 100 TRBA 250 TRBA 400 TRBA 500
	Einstufung nach BioStoffV	Risikogruppe 2/3	
	Meldepflicht nach IfSG	ja	
	ArbMedVV	ggf. Pflichtvorsorge biologische Arbeitsstoffe in Forschungseinrichtungen oder Laboratorien bei regelmäßigen Tätigkeiten mit Kontaktmöglichkeit zu infizierten Proben oder Verdachtsproben	

Literatur

Adeyanju GC, Engel E, Koch L, Ranzinger T, Shahid IBM, Head MG, Eitze S, Betsch C. Determinants of influenza vaccine hesitancy among pregnant women in Europe: a systematic review. Eur J Med Res. 2021 Sep 28;26(1):116. doi: 10.1186/s40001-021-00584-w. PMID: 34583779; PMCID: PMC8477621

Centers for Disease Control and Prevention (CDC). Maternal and infant outcomes among severely ill pregnant and postpartum women with 2009 pandemic influenza A (H1N1) – United States, April 2009-August 2010. MMWR Morb Mortal Wkly Rep, 2011. 60(35):p. 1193–1196

Gesetz über die Durchführung von Maßnahmen des Arbeitsschutzes zur Verbesserung der Sicherheit und des Gesundheitsschutzes der Beschäftigten bei der Arbeit (Arbeitsschutzgesetz – ArbSchG)

He J, Liu ZW, Lu YP, Li TY, Liang XJ, Arck PC, Huang SM et al. A Systematic Review and Meta-Analysis of Influenza A Virus Infection During Pregnancy Associated with an Increased Risk for Stillbirth and Low Birth Weight. Kidney Blood Press Res, 2017. 42(2): p. 232–243

ICTV. https://talk.ictvonline.org/ictv-reports/ictv_9th_report/negative-sense-rna-viruses-2011/w/negrna_viruses/209/orthomyxoviridae

Jefferson T, Jones M, Doshi P, Spencer EA, Onakpoya I, Heneghan CJ. Oseltamivir for influenza in adults and children: systematic review of clinical study reports and summary of regulatory comments. BMJ. 2014 Apr 9;348:g2545. doi: 10.1136/bmj.g2545. PMID: 24811411; PMCID: PMC3981975

King J, Harder T, Conraths FJ, Beer M, Pohlmann A. The genetics of highly pathogenic avian influenza viruses of subtype H5 in Germany, 2006–2020. Transbound Emerg Dis. 2021 May;68(3):1136–1150. doi: 10.1111/tbed.13843. Epub 2020 Sep 29. PMID: 32964686

Lietz J, Westermann C, Nienhaus A, Schablon A. The Occupational Risk of Influenza A (H1N1) Infection among Healthcare Personnel during the 2009 Pandemic: A Systematic Review and Meta-Analysis of Observational Studies. PLoS One. 2016 Aug 31;11(8):e0162061. doi: 10.1371/journal.pone.0162061. PMID: 27579923; PMCID: PMC5006982

Luteijn JM, Brown MJ and Dolk H. Influenza and congenital anomalies: a systematic review and meta-analysis. Hum Reprod, 2014. 29(4): p. 809–823

Malainou C, Herold S. Influenza [Influenza]. Internist (Berl). 2019 Nov;60(11):1127–1135. German. doi: 10.1007/s00108-019-00670-6. PMID: 31478058

Nypaver C, Dehlinger C, Carter C. Influenza and Influenza Vaccine: A Review. J Midwifery Womens Health. 2021 Jan;66(1):45–53. doi: 10.1111/jmwh.13203. Epub 2021 Feb 1. PMID: 33522695; PMCID: PMC8014756

Peteranderl C, Herold S, Schmoldt C. Human Influenza Virus Infections. Semin Respir Crit Care Med. 2016 Aug;37(4):487–500. doi: 10.1055/s-0036-1584801. Epub 2016 Aug 3. PMID: 27486731; PMCID: PMC7174870

RKI-Ratgeber Influenza. https://www.rki.de/DE/Content/InfAZ/I/Influenza/IPV/Influenza.html;jsessionid=0E096BA6E50EAB3F732751FD411ECB96.internet082?cms_box=1&cms_current=Influenza&cms_lv2=2961756

Technische Regeln für Biologische Arbeitsstoffe (TRBA); https://www.baua.de/DE/Angebote/Rechtstexte-und-Technische-Regeln/Regelwerk/TRBA/TRBA.html

TRBA 100 Schutzmaßnahmen für Tätigkeiten mit biologischen Arbeitsstoffen in Laboratorien; https://www.baua.de/DE/Angebote/Rechtstexte-und-Technische-Regeln/Regelwerk/TRBA/TRBA-100.html

TRBA 250 Biologische Arbeitsstoffe im Gesundheitswesen und in der Wohlfahrtspflege; https://www.baua.de/DE/Angebote/Rechtstexte-und-Technische-Regeln/Regelwerk/TRBA/TRBA-250.html

TRBA 400 Handlungsanleitung zur Gefährdungsbeurteilung und für die Unterrichtung der Beschäftigten bei Tätigkeiten mit biologischen Arbeitsstoffen; https://www.baua.de/DE/Angebote/Rechtstexte-und-Technische-Regeln/Regelwerk/TRBA/TRBA-400.html

TRBA 500 Grundlegende Maßnahmen bei Tätigkeiten mit biologischen Arbeitsstoffen; https://www.baua.de/DE/Angebote/Rechtstexte-und-Technische-Regeln/Regelwerk/TRBA/TRBA-500.html

Van Kerkhove MD, Hirve S, Koukounari A, Mounts AW, H1N1pdm serology working group. Estimating age-specific cumulative incidence for the 2009 influenza pandemic: a meta-analysis of A(H1N1)pdm09 serological studies from 19 countries. Influenza Other Respir Viruses. 2013 Sep;7(5):872–86. doi: 10.1111/irv.12074. Epub 2013 Jan 21. PMID:23331969; PMCID: PMC5781221

Verordnung über Sicherheit und Gesundheitsschutz bei Tätigkeiten mit biologischen Arbeitsstoffen (Biostoffverordnung – BioStoffV) http://www.gesetze-im-internet.de/biostoffv_2013/index.html

Verordnung zur arbeitsmedizinischen Vorsorge (ArbMedVV); https://www.bmas.de/DE/Service/Publikationen/a453-arbeitsmedizinischen-vorsorge.html

Vousden N, Knight M. Lessons learned from the A (H1N1) influenza pandemic. Best Pract Res Clin Obstet Gynaecol. 2021 Oct;76:41–52. doi: 10.1016/j.bpobgyn.2020.08.006. Epub 2020 Oct 12. PMID: 33144076; PMCID: PMC7550184

Wang M., Wang ZP, Gong R and Zhao ZT. Maternal flu or fever, medications use in the first trimester and the risk for neural tube defects: a hospital-based case-control study in China. Childs Nerv Syst, 2014. 30(4): p. 665–671

WHO. https://www.who.int/en/news-room/fact-sheets/detail/influenza-(seasonal)

Zaraket H, Hurt AC, Clinch B, Barr I, Lee N. Burden of influenza B virus infection and considerations for clinical management. Antiviral Res. 2021 Jan;185:104970. doi:10.1016/j.antiviral.2020.104970. Epub 2020 Nov 5. PMID: 33159999

Lymphozytäres Choriomeningitisvirus

Allgemeines	wissenschaftlicher Name/Gattung/ Virusfamilie	Lymphocytic choriomeningitis mammarenavirus/Mammarenavirus/ Arenaviridae	ICTV
	allgemein üblicher Name	lymphozytäres Choriomeningitisvirus (Lymphocytic choriomeningitis virus)	
	Abkürzung	LCMV	
	Erkrankung	Kinder/Erwachsene: lymphozytäre Choriomeningitis („Hamsterkrankheit")	
Epidemiologie	Verbreitung	weltweit	
	Varianten	serologisch einheitlich, vier genetisch unterscheidbare Linien mit regional unterschiedlicher Verbreitung	
	Vorkommen/Wirte	natürliche Wirte: Mäuse, insbesondere Wildfänge, lebenslange Virusausscheidung, akzidentelle Wirte: Goldhamster, Chinchilla, Meerschweinchen, Ratten, Primaten, Mensch, Virusausscheidung bei akuter Infektion: 2–3 Wochen	
	postnatale Übertragung	Zoonose, Bisse, direkter Kontakt zu Nagetieren und deren Ausscheidungsprodukte (Urin, Kot, Speichel), Einatmen von mit Urin, Kot kontaminiertem Staub, keine Mensch-zu-Mensch-Übertragung	
	Übertragung durch Stillen	nein	
	pränatale Übertragung	transplazentar bei akuter Infektion der Schwangeren	
	perinatale Übertragung	nicht beschrieben, theoretisch möglich bei akuter Infektion zum Geburtszeitpunkt	
	Durchseuchung (weltweit)	Erwachsene: 1–5 (– 35) %, regional unterschiedlich, Schwangere: 3,9 % (Kroatien), keine Unterschiede zwischen Stadt- und Landbevölkerung beschrieben	Fevola et al., 2018; Lledó et al., 2003; Kallio-Kokko et al., 2006; Vilibic-Cavlek et al., 2021b
	Durchseuchung (Deutschland)	Seroprävalenz (geschätzt): 1–5 %	

Akute Infektion	Verlauf		
Bei Kindern, Erwachsenen	Asymptomatische Infektion	häufig	
	häufige Symptome	Fieber, grippeähnliche Symptome, Kopf-/Gliederschmerzen	
	Komplikationen	sehr selten: aseptische Meningitis, Meningoenzephalitis	
Bei Schwangeren	gesamte Schwangerschaft	häufig asymptomatisch, ähnlich wie bei Kindern und Erwachsenen	
Bei Feten	Zeitpunkt der Infektion		
	Infektion der Schwangeren in SSW 1–15	Abort, Fetopathie bei bis zu 87 % der Fälle	Anderson et al., 2014; Enders et al., 1999
	Symptome	Infektion des zentralen Nervensystems, fetale Hautödeme, Hydrocephalus, Mikrocephalie, Hydrops fetalis, Totgeburt	Barton und Mets 2001; Delaine et al., 2017; Vilibic-Cavlek et al., 2021a; Bonthius, 2012
	Auftreten der Symptome	mitunter verzögert bis SSW 28	
Bei Neugeborenen nach fetaler Infektion	Spätfolgen	bleibende neurologische und körperliche Entwicklungsstörungen (70 %) Chorioretinitis, Blindheit, Mortalität: ca. 35 %	El Feghaly und Hunstad, 2013
Reinfektion		bei Immungesunden nicht beschrieben	
Prävention	Impfung	nicht verfügbar	
	passive Immunisierung	nicht verfügbar	
	Hygiene	Mundschutz und Händehygiene bei Kontakt zu Nagetieren, Desinfektion mit begrenzt viruziden und viruziden Mitteln ist wirksam.	
Therapie	antivirale Chemotherapie	nicht verfügbar	

Arbeitsschutz	Umgang mit dem Erreger in Labor, Forschung, Arbeitsstätten	persönliche Schutzausrüstung, Basishygiene, schwangere Tierärztinnen, Tierpflegerinnen, tierärztliche Fachangestellte etc. mit häufigem Kontakt zu Nagetieren: Kontaktvermeidung bis SSW 16	MuSchG ArbSchG ArbMedVV BioStoffV TRBA 100 TRBA 120 TRBA 260 TRBA 400 TRBA 500
	Einstufung nach BioStoffV	Risikogruppe 2	
	Meldepflicht nach IfSG	nein	
	ArbMedVV	Bestimmung des Immunstatus (LCMV-IgG) bei beruflichen Kontakten zu Nagetieren, insbesondere Wildmäusen	

Literatur

Anderson JL, Levy PT, Leonard KB, Smyser CD, Tychsen L, Cole F. Sessions. Congenital lymphocytic choriomeningitis virus: When to consider the diagnosis. J. Child. Neurol. 2014;29:837–842. doi: 10.1177/0883073813486295

Barton LL, Mets MB. Congenital lymphocytic choriomeningitis virus infection: Decade of rediscovery. Clin. Infect. Dis. 2001;33:370–374. doi: 10.1086/321897

Bonthius DJ. Lymphocytic choriomeningitis virus: an underrecognized cause of neurologic disease in the fetus, child, and adult. Semin Pediatr Neurol. 2012 Sep;19(3):89–95. doi:10.1016/j.spen.2012.02.002. PMID: 22889536; PMCID: PMC4256959

Delaine M, Weingertner AS, Nougairede A, Lepiller Q, Fafi-Kremer S, Favre R, Charrel R. Microcephaly caused by lymphocytic choriomeningitis virus. Emerg. Infect. Dis. 2017;23:1548–1550. doi: 10.3201/eid2309.170775

El Feghaly RE, Hunstad DA. A newborn with hydrops, hydrocephalus, and ophthalmologic abnormalities. J. Pediatr. Infect. Dis. Soc. 2013;2:391–393. doi: 10.1093/jpids/pit047

Enders G, Varho-Göbel M, Löhler J, Terletskaia-Ladwig E, Eggers M. Congenital lymphocytic choriomeningitis virus infection: An underdiagnosed disease. Pediatr. Infect. Dis. J. 1999;18:652–655. doi: 10.1097/00006454-199907000-00020

Fevola C, Kuivanen S, Smura T, Vaheri A, Kallio-Kokko H, Hauffe HC, Vapalahti O, Jääskeläinen AJ. Seroprevalence of lymphocytic choriomeningitis virus and Ljungan virus in Finnish patients with suspected neurological infections. J. Med. Virol. 2018;90:429–435. doi: 10.1002/jmv.24966

Gesetz über die Durchführung von Maßnahmen des Arbeitsschutzes zur Verbesserung der Sicherheit und des Gesundheitsschutzes der Beschäftigten bei der Arbeit (Arbeitsschutzgesetz – ArbSchG)

ICTV.https://talk.ictvonline.org/ictv-reports/ictv_online_report/negative-sense-rna-viruses/w/arenaviridae

Kallio-Kokko H, Laakkonen J, Rizzoli A, Tagliapietra V, Cattadori I, Perkins SE, Hudson PJ, Cristofolini A, Versini W, Vapalahti O. et al. Hantavirus and arenavirus antibody prevalence in rodents and humans in Trentino, Northern Italy. Epidemiol. Infect. 2006;134:830–836. doi: 10.1017/S0950268805005431

Lledó L, Gegúndez MI, Saz JV, Bahamontes N, Beltrán M. Lymphocytic choriomeningitis virus infection in a province of Spain: Analysis of sera from the general population and wild rodents. J. Med. Virol. 2003;70:273–275. doi: 10.1002/jmv.10389

Technische Regeln für Biologische Arbeitsstoffe (TRBA); https://www.baua.de/DE/Angebote/Rechtstexte-und-Technische-Regeln/Regelwerk/TRBA/TRBA.html

TRBA 100 Schutzmaßnahmen für Tätigkeiten mit biologischen Arbeitsstoffen in Laboratorien; https://www.baua.de/DE/Angebote/Rechtstexte-und-Technische-Regeln/Regelwerk/TRBA/TRBA-100.html

TRBA 120 Versuchstierhaltung; https://www.baua.de/DE/Angebote/Rechtstexte-und-Technische-Regeln/Regelwerk/TRBA/TRBA-120.html

TRBA 260 Schutzmaßnahmen bei Tätigkeiten mit biologischen Arbeitsstoffen in der Veterinärmedizin und bei vergleichbaren Tätigkeiten; https://www.baua.de/DE/Angebote/Rechtstexte-und-Technische-Regeln/Regelwerk/TRBA/TRBA-260.html

TRBA 400 Handlungsanleitung zur Gefährdungsbeurteilung und für die Unterrichtung der Beschäftigten bei Tätigkeiten mit biologischen Arbeitsstoffen; https://www.baua.de/DE/Angebote/Rechtstexte-und-Technische-Regeln/Regelwerk/TRBA/TRBA-400.html

TRBA 500 Grundlegende Maßnahmen bei Tätigkeiten mit biologischen Arbeitsstoffen; https://www.baua.de/DE/Angebote/Rechtstexte-und-Technische-Regeln/Regelwerk/TRBA/TRBA-500.html

Verordnung über Sicherheit und Gesundheitsschutz bei Tätigkeiten mit biologischen Arbeitsstoffen (Biostoffverordnung – BioStoffV) http://www.gesetze-im-internet.de/biostoffv_2013/index.html

Verordnung zur arbeitsmedizinischen Vorsorge (ArbMedVV); https://www.bmas.de/DE/Service/Publikationen/a453-arbeitsmedizinischen-vorsorge.html

Vilibic-Cavlek T, Oreski T, Korva M, Kolaric B, Stevanovic V, Zidovec-Lepej S, Tabain I, Jelicic P, Miklausic-Pavic B, Savic V et al. Prevalence and risk factors for lymphocytic choriomeningitis virus infection in continental Croatian regions. Trop. Med. Infect. Dis. 2021b;6:67. doi: 10.3390/tropicalmed6020067

Vilibic-Cavlek T, Savic V, Ferenc T, Mrzljak A, Barbic L, Bogdanic M, Stevanovic V, Tabain I, Ferencak I, Zidovec-Lepej S. Lymphocytic Choriomeningitis-Emerging Trends of a Neglected Virus: A Narrative Review. Trop Med Infect Dis. 2021a May 25;6(2):88. doi: 10.3390/tropicalmed6020088. PMID: 34070581; PMCID: PMC8163193

Masernvirus

Allgemeines	wissenschaftlicher Name/Gattung/Unterfamilie/Virusfamilie	Morbillivirus, measles. virus/Morbillivirus/Orthoparamyxovirinae/Paramyxoviridae	ICTV
	allgemein üblicher Name	Masernvirus (Measles Virus, Measles-Morbillivirus)	
	Abkürzung	MV	
	Erkrankung	Kinder/Erwachsene: Masern, Neugeborene/Kleinkinder: Masern, subakute sklerosierende Panenzephalitis (SSPE)	
Epidemiologie	Verbreitung	weltweit	
	Varianten	serologisch einheitlich; 8 Stämme (clades A-H) mit 24 unterscheidbaren Genotypen mit regional unterschiedlicher Verbreitung	
	Vorkommen/Wirte	Mensch	
	postnatale Übertragung	Tröpfcheninfektion (Speichel, Nasensekret), direkter Kontakt	
	pränatale Übertragung	sehr selten, Einzelfallberichte	Cruzado et al., 2002; Hanft et al., 2021; Charlier et al., 2021; Bansal und Hameed, 2019
	perinatale Übertragung	bei akuten Masern der Schwangeren zum Geburtszeitpunkt, hohes Risiko für SSPE beim Säugling	
	Durchseuchung (weltweit)	Aufgrund der Impfprogramme treten Masern in Ländern mit etablierten Impfprogrammen nur noch selten auf, die Eliminierung der Masern ist dort fast erreicht.	WHO
	Durchseuchung (Deutschland)	Seroprävalenz (durch Imfung): Kinder (1–2 Jahre): 60 %, Kinder (3–17 Jahre): > 90 %, Erwachsene (< 55 Jahre): < 90 %, Erwachsene (> 55 Jahre): > 97 %, Schwangere: > 95 % Fälle: 2020: 76 Meldungen 2021: 9 Meldungen 2022: 15 Meldungen	Poethko-Müller und Mankertz, 2011, 2012; Riek et al., 2021; Friedrich et al., 2021; Matysiak-Klose, et al., 2021; https://surv stat.rki. de

		Impfraten Schuleingangsuntersuchung 2019: 1. Dosis: 97,3 %, 2. Dosis: 93,1 % Aufgrund der verpflichtenden Masernimpfung sind zunehmend weiter ansteigende Impfraten bzw. die Eliminierung der Masern zu erwarten.	
Akute Infektion	Verlauf		
Bei Kindern, Erwachsenen	asymptomatische Infektion	nicht beschrieben	
	häufige Symptome	Fieber > 38,5 °C, Schnupfen, Husten, Konjunktivitis, makulopapulöses Exanthem, Koplik'sche Flecken	
	Komplikationen	Otitis media, Pneumonie, Enzephalitis	
Bei Schwangeren	(2.)- 3. Trimenon	erhöhte Komplikationsrate: Pneumonie, Hepatitis, Enzephalitis	Atmar et al., 1992; Congera et al., 2020
Bei Feten	Symptome	Fetopathie nicht beschrieben, keine signifikant erhöhte Abortrate	Ornoy und Tenenbaum, 2006
Bei Neugeborenen nach perinataler Infektion	Symptome	Masern	Yoshida et al., 2011; Congera et al., 2020
	Spätfolgen	bei ungeschützten Neugeborenen: sehr hohes Risiko für SSPE im Kleinkindalter	
Persistierende Infektion	nach perinataler Infektion	bei ungeschützten Neugeborenen: sehr hohes Risiko für SSPE im Kleinkindalter	
Reinfektion		bei Immungesunden nicht beschrieben, sehr selten	
Prävention	Impfung	ja, attenuierter Lebendimpfstoff (MMR, MMRV) gemäß Masernschutzgesetz und STIKO-Empfehlung	
	passive Immunisierung	bei Exposition ungeschützter Schwangerer und bei Neugeborenen von Frauen mit akuter Infektion bei Geburt: Standardimmunglobulin: einmalig i. v. 400 mg/kg Körpergewicht innerhalb von 6 Tagen nach Exposition	

	Hygiene	Händehygiene, Desinfektion mit begrenzt viruziden und viruziden Mitteln ist wirksam, Kontaktvermeidung zu Infizierten	
Therapie	antivirale Chemotherapie	nicht möglich	
Arbeitsschutz	In Einrichtungen zur medizinischen Untersuchung, Behandlung und Pflege von Menschen und in Einrichtungen zur vorschulischen Betreuung von Kindern: Tätigkeiten mit regelmäßigem direkten Kontakt zu Kindern, Umgang mit dem Erreger in Labor, Forschung, Arbeitsstätten	Kontrolle der Impfdokumente, Impfung , persönliche Schutzausrüstung, Basishygiene	MuSchG ArbSchG ArbMedVV BioStoffV TRBA 100 TRBA 250 TRBA 400 TRBA 500 Masernschutzgesetz, 2020
	Einstufung nach BioStoffV	Risikogruppe 2	
	Meldepflicht nach IfSG	ja	
	Impfpflicht	Impfpflicht für nach 1970 Geborene in Kinderbetreuungseinrichtungen, Schulen, Hospitälern, Arztpraxen, Pflegeeinrichtungen	
	ArbMedVV	Pflichtvorsorge Biologische Arbeitsstoffe	

Literatur

Atmar RL, Englund JA and Hammill H. Complications of measles during pregnancy. Clin Infect Dis, 1992. 14(1): p. 217–226

Bansal J, Hameed A. Measles in pregnancy. BMJ Case Rep. 2019 May 9;12(5):e228781. doi: 10.1136/bcr-2018–228781. PMID: 31076492; PMCID: PMC6536234

Charlier C, Dina J, Freymuth F, Vabret A, Lortholary O, Antona D, Lecuit M. Prolonged Maternal Shedding and Maternal-fetal Transmission of Measles Virus. Clin Infect Dis. 2021 May 4;72(9):1631–1634. doi: 10.1093/cid/ciaa915. PMID: 32614433

Congera P, Maraolo AE, Parente S, Schiano Moriello N, Bianco V, Tosone G. Measles in pregnant women: A systematic review of clinical outcomes and a meta-analysis of antibodies seroprevalence. J Infect. 2020 Feb;80(2):152–160. doi:10.1016/j.jinf.2019.12.012. Epub 2019 Dec 28. PMID: 31891729

Cruzado D, Masserey-Spicher V, Roux L, Delavelle J, Picard F and Haenggeli CA. Early onset and rapidly progressive subacute sclerosing panencephalitis after congenital measles infection. Eur J Pediatr, 2002. 161(8): p. 438–441

Friedrich N, Poethko-Müller C, Kuhnert R, Matysiak-Klose D, Koch J, Wichmann O, Santibanez S, Mankertz A. Seroprevalence of Measles-, Mumps-, and Rubella-specific antibodies in the German adult population – cross-sectional analysis of the German Health Interview and Examination Survey for Adults (DEGS1). Lancet Reg Health Eur. 2021 Jun 5;7:100128.doi:10.1016/j.lanepe.2021.100128. PMID:34557838; PMCID:PMC8454806

Gesetz über die Durchführung von Maßnahmen des Arbeitsschutzes zur Verbesserung der Sicherheit und des Gesundheitsschutzes der Beschäftigten bei der Arbeit (Arbeitsschutzgesetz – ArbSchG)

Gesetz für den Schutz vor Masern und zur Stärkung der Impfprävention (Masernschutzgesetz), 2020 http://www.bgbl.de/xaver/bgbl/start.xav?startbk=Bundesanzeiger_BGBl&jumpTo=bgbl120s0148.pdf

Hanft E, Brachio S, Messina M, Zachariah P, Sutton D, Goffman D, Pike J, Covington L, Graham KA, Crouch B, Adams E, Ahmad N, Rausch-Phung E, Southwick K, Bryant P, Fuschino M, Khandekar A, Kulas K, Saiman L. Congenital Measles in a Premature 25-week Gestation Infant. Pediatr Infect Dis J. 2021 Aug 1;40(8):753–755. doi: 10.1097/INF.0000000000003152. PMID: 34250975

ICTV. https://talk.ictvonline.org/ictv-reports/ictv_online_report/negative-sense-rna-viruses/w/paramyxoviridae

Matysiak-Klose D et al. Stand der Elimination der Masern und Röteln in Deutschland – erste erfreuliche Ergebnisse erzielt. Epid Bull 2021. 15:3–7

Ornoy A and Tenenbaum A. Pregnancy outcome following infections by coxsackie, echo, measles, mumps, hepatitis, polio and encephalitis viruses. Reprod Toxicol, 2006. 21(4): p. 446–457

Poethko-Müller C and Mankertz A. Sero-epidemiology of measles-specific IgG antibodies and predictive factors for low or missing titres in a German population-based cross- sectional study in children and adolescents (KiGGS). Vaccine, 2011. 29(45): p. 7949- 7959

Poethko-Müller C and Mankertz A. Seroprevalence of measles-, mumps- and rubella-specific IgG antibodies in German children and adolescents and predictors for seronegativity. PLoS One, 2012. **7**(8): p. e42867

Rieck T, Feig M, Siedler A. Impfquoten von Kinderschutzimpfungen in Deutschland – aktuelle Ergebnisse aus der RKI-Impfsurveillance, Epid Bull 2021, 49:6- 29

Technische Regeln für Biologische Arbeitsstoffe (TRBA); https://www.baua.de/DE/Angebote/Rechtstexte-und-Technische-Regeln/Regelwerk/TRBA/TRBA.html

TRBA 100 Schutzmaßnahmen für Tätigkeiten mit biologischen Arbeitsstoffen in Laboratorien; https://www.baua.de/DE/Angebote/Rechtstexte-und-Technische-Regeln/Regelwerk/TRBA/TRBA-100.html

TRBA 250 Biologische Arbeitsstoffe im Gesundheitswesen und in der Wohlfahrtspflege; https://www.baua.de/DE/Angebote/Rechtstexte-und-Technische-Regeln/Regelwerk/TRBA/TRBA-250.html

TRBA 400 Handlungsanleitung zur Gefährdungsbeurteilung und für die Unterrichtung der Beschäftigten bei Tätigkeiten mit biologischen Arbeitsstoffen; https://www.baua.de/DE/Angebote/Rechtstexte-und-Technische-Regeln/Regelwerk/TRBA/TRBA-400.html

TRBA 500 Grundlegende Maßnahmen bei Tätigkeiten mit biologischen Arbeitsstoffen; https://www.baua.de/DE/Angebote/Rechtstexte-und-Technische-Regeln/Regelwerk/TRBA/TRBA-500.html

Verordnung über Sicherheit und Gesundheitsschutz bei Tätigkeiten mit biologischen Arbeitsstoffen (Biostoffverordnung – BioStoffV); http://www.gesetze-im-internet.de/biostoffv_2013/index.html

Verordnung zur arbeitsmedizinischen Vorsorge (ArbMedVV); https://www.bmas.de/DE/Service/Publikationen/a453-arbeitsmedizinischen- vorsorge.html

Yoshida M, Matsuda H and Furuya K. Two cases of measles in pregnant women immediately preceding delivery (case reports). Clin Exp Obstet Gynecol, 2011. 38(2): p. 177–179

WHO. 2021 https://www.who.int/health-topics/measles#tab=tab_1

Papillomavirus (juvenile Larynxpapillomatose)

Allgemeines	wissenschaftlicher Name Spezies/Gattung/Unterfamilie/Virusfamilie	Alphapapillomavirus 10/Alphapapillomavirus/Firstpapillomavirinae/Papillomaviridae	ICTV
	allgemein üblicher Name	Papillomavirus Typ 6, 11 und weitere	
	Abkürzung	HPV-6, HPV-11	
	Erkrankung	Erwachsene: Genitalwarzen, Condylomata acuminata, Säuglinge, Kinder: Larynxpapillomatose, Recurrent Respiratory Papillomatosis (RRP)	Donne et al., 2010; Gross et al., 2017; Benedict et al., 2021
Epidemiologie	Verbreitung	weltweit	
	Varianten	Zur Spezies Alphapapillomavirus 10 zählen neben HPV-6/HPV-11 einige weitere Typen, regional unterschiedlich verbreitet	
	Vorkommen/Wirte	Mensch	
	postnatale Übertragung	Sexualverkehr, Hautkontakte	
	pränatale Übertragung	nicht beschrieben	
	perinatale/neonatale Übertragung	durch Kontakt des Kindes mit Genitalwarzen der Mutter während des Geburtsvorgangs	
	Übertragung durch Stillen	nein	
	Inzidenz (weltweit, Erwachsene)	160–289 Infektionen/100.000 Personen/Jahr	Patel et al., 2013; Tyros et al., 2021
	Inzidenz (Deutschland, Erwachsene)	Geschätzt haben 5–10 % der Bevölkerung ein Risiko, während ihres Lebens mit HPV-6 oder HPV-11 infiziert zu werden	Kraut et al., 2010
	Inzidenz Larynxpapillomatose (Kinder)	4,3 Infektionen/100.000 Kinder/Jahr	El-Naggar et al., 2017
	Inkubationszeit	bei Kindern mehrere Monate bis Jahre	
Akute Infektion	Verlauf		
Bei Kindern, Erwachsenen	asymptomatische Infektion	selten, kleine Läsionen sind u.U. nicht erkennbar	
	Symptome	Schleimhautläsionen, Genitalwarzen, Papeln, gutartige Tumoren	

Bei Schwangeren		Genitalwarzen ähnlich wie bei Erwachsenen	
Bei Feten bei akuter Infektion der Schwangeren		pränatale Übertragung und/ oder Erkrankung nicht beschrieben	
Bei Neugeborenen nach perinataler Übertragung		Warzen-/Papelbildung in Schleimhaut von Mund, Larynx, Ösophagus, auf Stimmbändern, gutartige Tumoren	
Reinfektion		wiederholte Infektion, vor allem durch Verbreitung der Viren von der Oberfläche existierender Hautläsionen auf andere Bereiche der Haut (Autoinokulation)	
Prävention	Impfung	verfügbar, rekombinant produzierte virusähnliche Partikel	Goldstone und Vuocolo, 2021; Tejada et al., 2017; Gross et al., 2020
	passive Immunisierung	nicht verfügbar	
	Hygiene	Desinfektion mit viruziden Mitteln ist wirksam (in Schleimhautbereichen nicht einsetzbar!).	
Therapie	antivirale Chemotherapie	nicht verfügbar	
	symptomatische Therapie	Erwachsene: entsprechend der AWMF-Leitlinie 082–008, z.B. lokale Aktivierung der unspezifischen Immunantwort (TLR-Aktivierung durch Imiquimod), chirurgische Entfernung, Kinder (Larynxpapillomatose): chirurgische Entfernung	Gross et al., 2017
Arbeitsschutz	Umgang mit dem Erreger in Labor, Forschung, Laser- und Elektrochirurgie in Proktologie/ Urologie/Gynäkologie/ HNO	persönliche Schutzausrüstung, Impfangebot	MuSchG ArbSchG ArbMedVV TRGS 525 BioStoffV TRBA 100 TRBA 250 TRBA 400 TRBA 500
	Einstufung nach BioStoffV	Risikogruppe 2	
	Meldepflicht nach IfSG	nein	

Literatur

Benedict JJ, Derkay CS. Recurrent respiratory papillomatosis: A 2020 perspective. Laryngoscope Investig Otolaryngol. 2021 Mar 13;6(2):340–345. doi: 10.1002/lio2.545. PMID: 33869767; PMCID: PMC8035938

Donne AJ, Hampson L, Homer JJ, Hampson IN. The role of HPV type in Recurrent Respiratory Papillomatosis. Int J Pediatr Otorhinolaryngol. 2010 Jan;74(1):7–14. doi:10.1016/j.ijporl.2009.09.004. Epub 2009 Oct 1. PMID: 19800138

El-Naggar AK, Chan JK, Grandis JR, Takashi T, Slootweg PJ, eds. (2017). "Tumours of the Hypopharynx, Larynx, Trachea and Parapharyngeal Space". World Health Organization Classification of Head and Neck Tumours. Lyon: International Agency for Research on Cancer. pp. 93–95. *ISBN 9789283224389*

Gesetz über die Durchführung von Maßnahmen des Arbeitsschutzes zur Verbesserung der Sicherheit und des Gesundheitsschutzes der Beschäftigten bei der Arbeit (Arbeitsschutzgesetz – ArbSchG)

Goldstone SE, Vuocolo S. A prophylactic quadrivalent vaccine for the prevention of infection and disease related to HPV-6, -11, -16 and -18. Expert Rev Vaccines. 2012 Apr;11(4):395–406. doi: 10.1586/erv.12.20. PMID: 22551023

Gross et al. AWMF-Leitlinie 082–008. HPV-assoziierte Läsionen der äußeren Genitoanalregion und des Anus – Genitalwarzen und Krebsvorstufen der Vulva, des Penis und der peri- und intraanalen Haut. 2017. https://www.awmf.org/leitlinien/detail/ll/082–008.html

Gross et al. AWMF-Leitlinie 082–002. Impfprävention HPV-assoziierter Neoplasien. 2020. https://www.awmf.org/leitlinien/detail/ll/082–002.html

ICTV. https://talk.ictvonline.org/ictv-reports/ictv_online_report/dsdna-viruses/w/papillomaviridae#Biology

Kraut AA, Schink T, Schulze-Rath R, Mikolajczyk RT, Garbe E. Incidence of anogenital warts in Germany: a population-based cohort study. BMC Infect Dis. 2010 Dec 23;10:360. doi:10.1186/1471–2334–10–360. PMID: 21182757; PMCID: PMC3022833

Patel H, Wagner M, Singhal P et al. Systematic review of the incidence and prevalence of genital warts. BMC Infect Dis 2013; 13: 39

Technische Regeln für Biologische Arbeitsstoffe (TRBA); https://www.baua.de/DE/Angebote/Rechtstexte-und-Technische-Regeln/Regelwerk/TRBA/TRBA.html

TRBA 100 Schutzmaßnahmen für Tätigkeiten mit biologischen Arbeitsstoffen in Laboratorien; https://www.baua.de/DE/Angebote/Rechtstexte-und-Technische-Regeln/Regelwerk/TRBA/TRBA-100.html

TRBA 250 Biologische Arbeitsstoffe im Gesundheitswesen und in der Wohlfahrtspflege; https://www.baua.de/DE/Angebote/Rechtstexte-und-Technische-Regeln/Regelwerk/TRBA/TRBA-250.html

TRBA 400 Handlungsanleitung zur Gefährdungsbeurteilung und für die Unterrichtung der Beschäftigten bei Tätigkeiten mit biologischen Arbeitsstoffen; https://www.baua.de/DE/Angebote/Rechtstexte-und-Technische-Regeln/Regelwerk/TRBA/TRBA-400.html

TRBA 500 Grundlegende Maßnahmen bei Tätigkeiten mit biologischen Arbeitsstoffen; https://www.baua.de/DE/Angebote/Rechtstexte-und-Technische-Regeln/Regelwerk/TRBA/TRBA-500.html

TRGS 525 Gefahrstoffe in Einrichtungen der medizinischen Versorgung; https://www.baua.de/DE/Angebote/Rechtstexte-und-Technische-Regeln/Regelwerk/TRGS/TRGS-525.html

Tejada RA, Vargas KG, Benites-Zapata V, Mezones-Holguín E, Bolaños-Díaz R, Hernandez AV. Human papillomavirus vaccine efficacy in the prevention of anogenital warts: systematic review and meta-analysis. Salud Publica Mex. 2017 Jan-Feb;59(1):84–94. doi: 10.21149/7824. PMID: 28423114

Tyros G, Mastraftsi S, Gregoriou S, Nicolaidou E. Incidence of anogenital warts: epidemiological risk factors and real-life impact of human papillomavirus vaccination. Int J STD AIDS. 2021 Jan;32(1):4–13. doi: 10.1177/0956462420958577. Epub 2020 Nov 9. PMID: 33167803

Verordnung über Sicherheit und Gesundheitsschutz bei Tätigkeiten mit biologischen Arbeitsstoffen (Biostoffverordnung – BioStoffV) http://www.gesetze-im-internet.de/biostoffv_2013/index.html

Verordnung zur arbeitsmedizinischen Vorsorge (ArbMedVV); https://www.bmas.de/DE/Service/Publikationen/a453-arbeitsmedizinischen- vorsorge.html

Parechovirus

Allgemeines	wissenschaftlicher Name/ Gattung/Virusfamilie	Parechovirus A/Parechovirus/ Picornaviridae	ICTV
	allgemein üblicher Name	humane Parechoviren	
	Abkürzung	HPeV	
	Erkrankung	Kinder/Erwachsene: Sommergrippe, Gastroenteritis, Hand-, Fuß-, -Mundkrankheit	
Epidemiologie	Verbreitung	weltweit	
	Varianten	18 Virustypen (HPeV 1–18)	
	Vorkommen/Wirte	Mensch	
	Inkubationszeit	1–12 Tage	Strenger et al., 2014
	postnatale Übertragung	Schmierinfektion (fäkal-oral), mit Stuhl kontaminierte Lebensmittel, Tröpfcheninfektion (oral-oral, in der frühen Infektions-/Erkrankungsphase)	
	pränatale Übertragung	nicht beschrieben	
	perinatale Übertragung	Schmierinfektion (fäkal-oral) bei Parechovirusinfektion der Schwangeren etwa eine Woche vor bis eine Woche nach Geburt	
	Übertragung durch Stillen	nicht beschrieben	
	Durchseuchung (weltweit)	vermutlich hoch, insbesondere in tropischen/subtropischen Regionen	
	Durchseuchung (Deutschland)	keine Daten verfügbar	
Akute Infektion	Verlauf		
Bei Kindern, Erwachsenen	asymptomatische Infektion	vermutlich häufig, genaue Zahlen nicht bekannt	
	häufige Symptome	Fieber, Diarrhoe, Erbrechen, grippeähnliche Symptome, Exanthem, Konjunktivitis	
	Komplikationen	aseptische Meningitis, Enzephalitis, schlaffe Lähmung, Myokarditis, Perikarditis	
Bei Schwangeren	gesamte Schwangerschaft	ähnlich wie bei Kindern und Erwachsenen	

Bei perinataler Infektion von Neugeborenen	neonatale Symptome	Neonatale Sepsis (vor allem HPeV-3), Fieber, Exanthem, Gastroenteritis, aseptische Meningitis/ Enzephalitis	Harik und DeBiasi, 2018; Aizawa et al., 2017; Britton et al., 2018
	Spätfolgen	verzögerte neurologische Entwicklungsstörungen	Britton et al., 2020
Persistierende Infektion		nicht beschrieben	
Reinfektion		keine Daten verfügbar	
Prävention	Impfung	nicht verfügbar	
	passive Immunisierung	Standardimmunglobulinpräparate (Off-label-use zur Verhinderung perinataler Übertragungen)	
	Hygiene	Händehygiene, Desinfektion mit viruziden Mitteln ist wirksam.	
Therapie	antivirale Chemotherapie	nicht verfügbar	Wildenbeest et al., 2010
Arbeitsschutz	Umgang mit dem Erreger in Labor, Forschung, an Arbeitsstätten	persönliche Schutzausrüstung, Basishygiene, erhöhtes Infektionsrisiko für bestimmte Berufsgruppen oder Arbeitsstätten/Einrichtungen bei epidemischen Ausbrüchen nicht beschrieben, für Schwangere bzw. Neugeborene stellen Infektionen in der Spätschwangerschaft, insbesondere während des Zeitraums der Geburt (1–2 Wochen vor und nach der Geburt) ein erhöhtes Risiko dar	MuSchG ArbSchG ArbMedVV BioStoffV TRBA 100 TRBA 400 TRBA 500
	Einstufung nach BioStoffV	Risikogruppe 2	
	Meldepflicht nach IfSG	nein	

Literatur

Aizawa Y, Izumita R, Saitoh A. Human parechovirus type 3 infection: An emerging infection in neonates and young infants. J Infect Chemother. 2017 Jul;23(7):419–426. doi: 10.1016/j.jiac.2017.04.009. Epub 2017 May 13. PMID: 28511987

Britton PN, Jones CA, Macartney K, Cheng AC. Parechovirus: an important emerging infection in young infants. Med J Aust. 2018 May 7;208(8):365–369. doi: 10.5694/mja18.00149. PMID: 29716506

Britton PN, Walker K, McMullan B, Galea C, Burrell R, Morgan B, Honan I, Teutsch S, Smithers-Sheedy H, Fairbairn N, Mattick R, Hutchinson D, Jones CA. Early Life Parechovirus Infection Neurodevelopmental Outcomes at 3 Years: A Cohort Study. J Pediatr. 2020 Apr;219:111–117.e1. doi: 10.1016/j.jpeds.2019.12.026. Epub 2020 Jan 28. PMID: 32005541

Harik N, DeBiasi RL. Neonatal nonpolio enterovirus and parechovirus infections. Semin Perinatol. 2018 Apr;42(3):191–197. doi: 10.1053/j.semperi.2018.02.007. Epub 2018 Mar 9. PMID: 29526382

Gesetz über die Durchführung von Maßnahmen des Arbeitsschutzes zur Verbesserung der Sicherheit und des Gesundheitsschutzes der Beschäftigten bei der Arbeit (Arbeitsschutzgesetz – ArbSchG)

ICTV. https://talk.ictvonline.org/ictv-reports/ictv_online_report/positive-sense-rna-viruses/w/picornaviridae/693/genus-parechovirus

Strenger V, Diedrich S, Boettcher S, Richter S, Maritschnegg P, Gangl D, Fuchs S et al. Nosocomial Outbreak of Parechovirus 3 Infection among Newborns, Austria, 2014. Emerg Infect Dis, 2016. 22(9): p. 1631–1634

Technische Regeln für Biologische Arbeitsstoffe (TRBA); https://www.baua.de/DE/Angebote/Rechtstexte-und-Technische-Regeln/Regelwerk/TRBA/TRBA.html

TRBA 100 Schutzmaßnahmen für Tätigkeiten mit biologischen Arbeitsstoffen in Laboratorien; https://www.baua.de/DE/Angebote/Rechtstexte-und-Technische-Regeln/Regelwerk/TRBA/TRBA-100.html

TRBA 400 Handlungsanleitung zur Gefährdungsbeurteilung und für die Unterrichtung der Beschäftigten bei Tätigkeiten mit biologischen Arbeitsstoffen; https://www.baua.de/DE/Angebote/Rechtstexte-und-Technische-Regeln/Regelwerk/TRBA/TRBA-400.html

TRBA 500 Grundlegende Maßnahmen bei Tätigkeiten mit biologischen Arbeitsstoffen; https://www.baua.de/DE/Angebote/Rechtstexte-und-Technische-Regeln/Regelwerk/TRBA/TRBA-500.html

Verordnung über Sicherheit und Gesundheitsschutz bei Tätigkeiten mit biologischen Arbeitsstoffen (Biostoffverordnung – BioStoffV) http://www.gesetze-im-internet.de/biostoffv_2013/index.html

Wildenbeest JG, Harvala H, Pajkrt D, Wolthers KC. The need for treatment against human parechoviruses: how, why and when? Expert Rev Anti Infect Ther. 2010 Dec;8(12):1417–29. doi: 10.1586/eri.10.130. PMID: 21133666

Parvovirus B19

Allgemeines	wissenschaftlicher Name/Virusfamilie	primate Erythroparvovirus 1/ Parvoviridae	ICTV
	allgemein üblicher Name	humanes Parvovirus B19	
	Abkürzung	B19V	
	Erkrankung	Ringelröteln, Fifth disease	
Epidemiologie	Verbreitung	weltweit	
	Varianten	1 Serotyp, 3 Genotypen (regional unterschiedlich)	
	Vorkommen/Wirte	Mensch	
	postnatale Übertragung	Aerosole, Tröpfcheninfektion, Schmierinfektion durch Speichel/Blut von akut infizierten Personen, iatrogen durch Blut/Blutprodukte	Young und Brown 2004
	Inkubationszeit	1–2 Wochen	
	pränatale Übertragung	transplazentar bei akuter Infektion der Schwangeren	
	Übertragung durch Stillen	nicht beschrieben	
	Durchseuchung (weltweit)	bis zu > 90 % bei regionalen Unterschieden	
	Durchseuchung (Deutschland)	Kinder: 50 %, Jugendliche: 65 %, Erwachsene: 70 %, Senioren: > 80 %, Schwangere: 70–72 %	Röhrer et al., 2008; Reinheimer et al., 2010
Akute Infektion	Verlauf		
Kinder, Erwachsene	asymptomatische Infektion	ja, häufig	
	häufige Symptome	leichtes Fieber, Exanthem (Ringelröteln), transiente Anämie, Gliederschmerzen	Enders et al., 2007; Lehmann et al., 2003; Servant-Delmas und Morinet, 2016; Mende und Sockel, 2018
	seltene Symptome	Thrombopenie, Arthritis, Myokarditis	
Bei Schwangeren		gesamte Schwangerschaft: meist asymptomatische, mild verlaufende Infektion	
Bei Feten	Zeitpunkt der Infektion		

	präkonzeptionelle Infektion	fetale Erkrankung nicht beschrieben	
	Infektion der Schwangeren in SSW 1–20	SSW 1–10: Abort (um 5–6 % erhöht bei infizierten Schwangeren), SSW 6–20: bei bis zu 30 % der Infektion von Schwangeren: transplazentare Übertragung und fetale Infektion (ab GA Woche 14), Folgen bei bis zu 10 %: fetale Anämie, selten: Thrombopenie, Hydrops fetalis, fetale Myokarditis	Ornoy und Ergaz, 2017; Gigi und Anumba, 2021; Enders et al., 2008; Lamont et al., 2011; Attwood et al., 2020
	Infektion der Schwangeren in SSW 21-Geburt	intrauterine Übertragung und fetale Infektion, fetale Erkrankung nicht beschrieben	
Bei Neugeborenen	nach fetaler Infektion	bei schwerer fetaler Anämie/Hydrops fetalis: neurologische Entwicklungsstörungen	Russcher et al., 2020; von Kaisenberg und Jonat, 2001; Dijkmans et al., 2012; de Jong et al., 2006
	nach perinataler Infektion	meist ohne erkennbare Symptome	
Persistierende Infektion	selten beschrieben bei Immungesunden, gehäuft bei schwangeren Immunsupprimierten	niederlastige Virämie mehrere Monate bis Jahre nach akuter Infektion	
	Symptome/ Schwangere	nicht beschrieben	
	Symptome/Fetus	nicht beschrieben	
Reinfektion	möglich		
	Symptome/ Schwangere	nicht beschrieben	
	Symptome/Fetus	nicht beschrieben	
Prävention	Impfung	nicht verfügbar	
	Hygiene	viruzide Desinfektionsmittel	
	Verhinderung der transplazentaren Übertragung	nicht verfügbar	

Therapie	antivirale Chemotherapie	nicht verfügbar	
	symptomatische Therapie	Erythrocytentransfusion bei Schwangeren: nicht angezeigt, bei Feten: ja, über die Nabelschnurvene ab GA Woche 14–16 bei diagnostizierter fetaler Anämie (Doppler-Sonographie)	Attwood et al., 2020; de Jong et al., 2006
Arbeitsschutz	Umgang mit den Erregern in Labor, Forschung, an Arbeitsstätten	persönliche Schutzausrüstung, Basishygiene, bei Seronegativität: alternative Tätigkeit oder befristetes Beschäftigungsverbot in SSW 1–20 bei Betreuung/Kontakt von Kindern unter 6 Jahren	MuSchG ArbSchG ArbMedVV BioStoffV TRBA 100 TRBA 400 TRBA 500
	Einstufung nach BioStoffV	Risikogruppe 2	
	Meldepflicht nach IfSG	nein	

Literatur

Attwood LO, Holmes NE, Hui L. Identification and management of congenital parvovirus B19 infection. Prenat Diagn. 2020 Dec;40(13):1722–1731. doi: 10.1002/pd.5819. Epub 2020 Sep 30. PMID: 32860469

de Jong EP, de Haan TR, Kroes AC, Beersma MF, Oepkes D, Walther FJ. Parvovirus B19 infection in pregnancy. J Clin Virol. 2006 May;36(1):1–7. doi: 10.1016/j.jcv.2006.01.004. Epub 2006 Feb 20. Erratum in: J Clin Virol. 2007 Feb;38(2):188. PMID: 16488187

Dijkmans AC, de Jong EP, Dijkmans BA, Lopriore E, Vossen A, Walther FJ, Oepkes D. Parvovirus B19 in pregnancy: prenatal diagnosis and management of fetal complications. Curr Opin Obstet Gynecol. 2012 Mar;24(2):95–101. doi: 10.1097/GCO.0b013e3283505a9d. PMID: 22249146

Enders M, Weidner A, Enders G. Current epidemiological aspects of human parvovirus B19 infection during pregnancy and childhood in the western part of Germany. Epidemiol Infect. 2007 May;135(4):563–9. doi: 10.1017/S095026880600731X. Epub 2006 Oct 26. PMID: 17064457; PMCID: PMC2870617

Enders M, Weidner A, Rosenthal T, Baisch C, Hedman L, Söderlund-Venermo M, Hedman K. Improved diagnosis of gestational parvovirus B19 infection at the time of nonimmune fetal hydrops. J Infect Dis. 2008 Jan 1;197(1):58–62. doi: 10.1086/524302. PMID: 18171285

Gesetz über die Durchführung von Maßnahmen des Arbeitsschutzes zur Verbesserung der Sicherheit und des Gesundheitsschutzes der Beschäftigten bei der Arbeit (Arbeitsschutzgesetz – ArbSchG)

Gigi CE, Anumba DOC. Parvovirus B19 infection in pregnancy – A review. Eur J Obstet Gynecol Reprod Biol. 2021 Sep;264:358–362. doi: 10.1016/j.ejogrb.2021.07.046. Epub 2021 Jul 28. PMID: 34391051

ICTV. https://talk.ictvonline.org/ictv-reports/ictv_online_report/ssdna- viruses/w/parvoviridae/1044/genus-erythroparvovirus

Lamont RF, Sobel JD, Vaisbuch E, Kusanovic JP, Mazaki-Tovi S, Kim SK, Uldbjerg N, Romero R. Parvovirus B19 infection in human pregnancy. BJOG. 2011 Jan;118(2):175–86. doi: 10.1111/j.1471-0528.2010.02749.x. Epub 2010 Oct 13. PMID: 21040396; PMCID: PMC3059196

Lehmann HW, Knöll A, Küster RM, Modrow S. Frequent infection with a viral pathogen, parvovirus B19, in rheumatic diseases of childhood. Arthritis Rheum. 2003 Jun;48(6):1631–8. doi: 10.1002/art.10979. PMID: 12794831

Mende M, Sockel K. Parvovirus B19 Infection. N Engl J Med. 2018 Dec 13;379(24):2361. doi: 10.1056/NEJMicm1807156. PMID: 30575471

Ornoy A, Ergaz Z. Parvovirus B19 infection during pregnancy and risks to the fetus. Birth Defects Res. 2017 Mar 15;109(5):311–323. doi: 10.1002/bdra.23588. PMID: 28398685

Röhrer C, Gärtner B, Sauerbrei A, Böhm S, Hottenträger B, Raab U, Thierfelder W, Wutzler P, Modrow S. Seroprevalence of parvovirus B19 in the German population. Epidemiol Infect. 2008 Nov;136(11):1564–75. doi: 10.1017/S0950268807009958. Epub 2008 Jan 16. PMID: 18198003; PMCID: PMC2870752

Reinheimer C, Allwinn R, Doerr HW, Wittek M. Seroepidemiology of parvovirus B19 in the Frankfurt am Main area, Germany: evaluation of risk factors. Infection. 2010 Oct;38(5):381–5. doi: 10.1007/s15010-010-0035-y. Epub 2010 Jun 17. PMID: 2055 6472

Russcher A, Enders A, de Brouwer CS, Oepkes D, Hahn R, Enders M, Kroes ACM, Vossen ACTM. Diagnosis of intrauterine parvovirus B19 infection at birth – Value of DNA detection in neonatal blood and dried blood spots. J Clin Virol. 2020 Aug;129:104482. doi: 10.1016/j.jcv.2020.104482. Epub 2020 Jun 2. PMID: 32559661

Servant-Delmas A, Morinet F. Update of the human parvovirus B19 biology. Transfus Clin Biol. 2016 Feb;23(1):5–12. doi: 10.1016/j.tracli.2015.11.006. Epub 2016 Jan 6. PMID: 26778837

Technische Regeln für Biologische Arbeitsstoffe (TRBA); https://www.baua.de/DE/Angebote/Rechtstexte-und-Technische-Regeln/Regelwerk/TRBA/TRBA.html

TRBA 100 Schutzmaßnahmen für Tätigkeiten mit biologischen Arbeitsstoffen in Laboratorien; https://www.baua.de/DE/Angebote/Rechtstexte-und-Technische-Regeln/Regelwerk/TRBA/TRBA-100.html

TRBA 400 Handlungsanleitung zur Gefährdungsbeurteilung und für die Unterrichtung der Beschäftigten bei Tätigkeiten mit biologischen Arbeitsstoffen; https://www.

baua.de/DE/Angebote/Rechtstexte-und-Technische-Regeln/Regelwerk/TRBA/TRBA-400.html

TRBA 500 Grundlegende Maßnahmen bei Tätigkeiten mit biologischen Arbeitsstoffen; https://www.baua.de/DE/Angebote/Rechtstexte-und-Technische-Regeln/Regelwerk/TRBA/TRBA-500.html

Verordnung über Sicherheit und Gesundheitsschutz bei Tätigkeiten mit biologischen Arbeitsstoffen (Biostoffverordnung – BioStoffV); http://www.gesetze-im-internet.de/biostoffv_2013/index.html

Verordnung zur arbeitsmedizinischen Vorsorge (ArbMedVV); https://www.bmas.de/DE/Service/Publikationen/a453-arbeitsmedizinischen- vorsorge.html

von Kaisenberg CS, Jonat W. Fetal parvovirus B19 infection. Ultrasound Obstet Gynecol. 2001 Sep;18(3):280–8. doi: 10.1046/j.1469–0705.2001.00471.x. PMID: 11555463

Young NS, Brown KE. Parvovirus B19. N Engl J Med. 2004 Feb 5;350(6):586–97. doi: 10.1056/NEJMra030840. PMID: 14762186

Rötelnvirus

Allgemeines	wissenschaftlicher Name/Virusfamilie	Rubivirus rubellae/Matonaviridae	
	allgemein üblicher Name	Rötelnvirus (Rubellavirus, German Measles Virus)	
	Abkürzung	RuV	
	Erkrankung	Kinder/Erwachsene: Röteln (Rubeola, Rubella), Feten: kongenitales Rötelnsyndrom (CRS)	
Epidemiologie	Verbreitung	weltweit	
	Varianten	serologisch einheitlich, 13 unterscheidbare Genotypen mit regional unterschiedlicher Verbreitung sind beschrieben	
	Vorkommen/Wirte	Mensch	
	postnatale Übertragung	Tröpfcheninfektion/Aerosole (Speichel, Urin)	
	pränatale Übertragung	transplazentare Übertragung, im Verlauf der Schwangerschaft ansteigende Übertragungsrate von 30–90 %	
	Übertragung durch Stillen	nicht beschrieben	
	Durchseuchung (weltweit)	Aufgrund der Impfprogramme gelten Röteln auf dem amerikanischen Kontinent und in vielen west-/nordeuropäischen Ländern als eliminiert, über endemische Übertragungen wird nicht mehr berichtet.	WHO
	Durchseuchung (Deutschland)	Seroprävalenz: Kinder (1–2 Jahre): 78 %, Kinder (3–17 Jahre): > 90 %, Schwangere: > 95 %, Impfraten Schuleingangsuntersuchung 2019: 1. Dosis: 97 %, 2. Dosis: 92,6 %, akute Röteln/Meldungen: 2020: 7 Fälle, 2021: 5 Fälle, 2022: 2 Fälle konnatales Rötelnsyndrom: 2018–2022: keine Fälle Aufgrund der verpflichtenden Masernimpfung sind zunehmend weiter ansteigende Impfraten zu erwarten. Die Eliminierung der endemischen Röteln in Deutschland wurde 2021 von der WHO anerkannt.	Poethko-Müller und Mankertz, 2012; Enders et al., 2013; Riek et al., 2021; Matysiak-Klose et al., 2021; https://survstat.rki.de

Akute Infektion	Verlauf		
Bei Kindern, Erwachsenen	asymptomatische Infektion	sehr häufig, bis zu 50 % der Infektionen	RKI-Ratgeber Röteln
	häufige Symptome	makulopapulöses Exanthem, leichtes Fieber, Kopfschmerzen, Katarrh der oberen Atemwege, Konjunktivitis,	
	seltene Symptome	Arthritis/Arthralgie, okzipitale/retroaurikuläre Lymphadenopathie	
Bei Schwangeren		ähnlich wie bei Kindern/Erwachsenen, häufig asymptomatisch	
Bei Feten	Zeitpunkt der Infektion		
	präkonzeptionelle Infektion (–1/2 Wochen) und Infektion der Schwangeren in SSW 1–12	Fetopathie: 70–90 % der Infektionsfälle	
	Infektion der Schwangeren in SSW 13–20	Fetopathie: < 18 % der Infektionsfälle	
	Symptome	Abort, Totgeburt, Gregg-Syndrom mit Fehlbildungen an Herz (persistierender Ductus Botalli, Aortenstenose), Auge (Katarakt, Glaukom, Retinopathie) und Ohr (Ertaubung, Innenohrdefekte)	Best 2007; Banatvala und Brown, 2004; De Santis et al., 2006; Edlich et al., 2005
	Infektion der Schwangeren in SSW 21– Geburt	neonatale Röteln, Erkrankung ähnlich wie postnatale Röteln bei Kindern und Erwachsenen	
Bei Neugeborenen nach fetaler Infektion	neonatale Symptome	erweitertes Rötelnsyndrom (Letalität 30 %): Mikrocephalus, geistige Retardierung, geringes Geburtsgewicht, Minderwuchs, Enzephalitis, Hepatosplenomegalie, Pneumonie, Thrombozytopenie, Purpura	
	Spätmanifestation	spätes Rötelnsyndrom (ab 4./6. Lebensmonat, Letalität 70 %): chronisches Exanthem, Wachstumsstillstand, interstitielle Pneumonie, Hypogammaglobulinämie	
	Spätfolgen	Hörschäden, Krampfleiden, Diabetes, progressive Panenzephalitis	

Bei Neugeborenen nach perinataler Infektion		neonatale Röteln, Erkrankung ähnlich wie postnatale Röteln bei Kindern und Erwachsenen	
Persistierende Infektion	nach postnataler Infektion	bei Immungesunden nicht beschrieben	
	nach fetaler Infektion	beschrieben bis zu einem Alter von 1 Jahr	
Reinfektion		möglich, sehr selten	
	Symptome/ Kinder, Erwachsene	meist asymptomatisch	
	Symptome/ Schwangere	meist asymptomatisch	
	Symptome/Fetus	transplazentare Übertragung und fetale Erkrankung sind nicht beschrieben	
Prävention	Impfung	ja, attenuierter Lebendimpfstoff (MMR, MMRV) gemäß STIKO-Empfehlung	
	Hygiene	Händehygiene, Desinfektion mit begrenzt viruziden und viruziden Mitteln wirksam, Kontaktvermeidung zu Infizierten	
	Verhinderung der transplazentaren Übertragung	nicht möglich	
Therapie	antivirale Chemotherapie	nicht möglich	
Arbeitsschutz	Umgang mit dem Erreger in Labor, Forschung, an Arbeitsstätten; in Einrichtungen zur medizinischen Untersuchung, Behandlung und Pflege von Menschen und in Einrichtungen zur vorschulischen Betreuung von Kindern: Tätigkeiten mit regelmäßigem direkten Kontakt zu Kindern	Kontrolle der Impfdokumente, Impfung erfolgt auf der Basis des Masernschutzgesetzes mit den Kombinationsimpfstoffen MMR, MMRV; aufgrund der Eliminierung der Röteln in Deutschland ist die Überprüfung des Röteln-IgG-Titers nicht relevant	MuSchG ArbSchG ArbMedVV BioStoffV TRBA 100 TRBA 250 TRBA 400 TRBA 500

Einstufung nach BioStoffV	Risikogruppe 2	
Meldepflicht nach IfSG	ja	
ArbMedVV	Pflichtvorsorge Biologische Arbeitsstoffe	

Literatur

Banatvala JE and Brown DW. Rubella. Lancet, 2004. 363(9415): p. 1127–1137

Best JM. Rubella. Semin Fetal Neonatal Med, 2007. 12(3): p. 182–192

De Santis M, Cavaliere AF, Straface G and Caruso A. Rubella infection in pregnancy. Reprod Toxicol, 2006. 21(4): p. 390–398

Edlich RF, Winters KL, Long 3rd WB and Gubler KD. Rubella and congenital rubella (German measles). J Long Term Eff Med Implants, 2005. 15(3): p. 319–328

Enders M, Bartelt U, Knotek F, Bunn K, Strobel S, Dietz K and Enders G. Performance of the Elecsys Rubella IgG assay in the diagnostic laboratory setting for assessment of immune status. Clin Vaccine Immunol, 2013. 20(3): p. 420–426

Gesetz über die Durchführung von Maßnahmen des Arbeitsschutzes zur Verbesserung der Sicherheit und des Gesundheitsschutzes der Beschäftigten bei der Arbeit (Arbeitsschutzgesetz – ArbSchG)

Matysiak-Klose D et al. Stand der Elimination der Masern und Röteln in Deutschland – erste erfreuliche Ergebnisse erzielt. Epid Bull 2021. 15:3–7

Poethko-Müller C and Mankertz A. Seroprevalence of measles-, mumps- and rubella-specific IgG antibodies in German children and adolescents and predictors for seronegativity. PLoS One, 2012. 7(8): p. e42867

Rieck T, Feig M, Siedler A. Impfquoten von Kinderschutzimpfungen in Deutschland – aktuelle Ergebnisse aus der RKI-Impfsurveillance, Epid Bull 2021, 49:6- 29

RKI-Ratgber Röteln. https://www.rki.de/DE/Content/InfAZ/R/Roeteln/Roeteln.html;jsessionid=DBAC17B6 19242F028753540795F81BC0.internet061?cms_box=1&cms_current=R%C3 %B6teln &cms_lv2=2394072

Technische Regeln für Biologische Arbeitsstoffe (TRBA); https://www.baua.de/DE/Angebote/Rechtstexte-und-Technische-Regeln/Regelwerk/TRBA/TRBA.html

TRBA 100 Schutzmaßnahmen für Tätigkeiten mit biologischen Arbeitsstoffen in Laboratorien; https://www.baua.de/DE/Angebote/Rechtstexte-und-Technische-Regeln/Regelwerk/TRBA/TRBA-100.html

TRBA 250 Biologische Arbeitsstoffe im Gesundheitswesen und in der Wohlfahrtspflege; https://www.baua.de/DE/Angebote/Rechtstexte-und-Technische-Regeln/Regelwerk/TRBA/TRBA-250.html

TRBA 400 Handlungsanleitung zur Gefährdungsbeurteilung und für die Unterrichtung der Beschäftigten bei Tätigkeiten mit biologischen Arbeitsstoffen; https://www.baua.de/DE/Angebote/Rechtstexte-und-Technische-Regeln/Regelwerk/TRBA/TRBA-400.html

TRBA 500 Grundlegende Maßnahmen bei Tätigkeiten mit biologischen Arbeitsstoffen; https://www.baua.de/DE/Angebote/Rechtstexte-und-Technische-Regeln/Regelwerk/TRBA/TRBA-500.html

Verordnung über Sicherheit und Gesundheitsschutz bei Tätigkeiten mit biologischen Arbeitsstoffen (Biostoffverordnung – BioStoffV); http://www.gesetze-im-internet.de/biostoffv_2013/index.html

Verordnung zur arbeitsmedizinischen Vorsorge (ArbMedVV); https://www.bmas.de/DE/Service/Publikationen/a453-arbeitsmedizinischen- vorsorge.html

WHO. https://www.who.int/news-room/fact-sheets/detail/rubella

Varicella-Zoster-Virus

Allgemeines	wissenschaftlicher Name/Gattung/ Unterfamilie/ Virusfamilie	humanes Alphaherpesvirus 3/Simplex-Virus/Alphaherpesvirinae/Herpesviridae	ITCV
	allgemein üblicher Name	Windpockenvirus, Zostervirus, Varizella-Zoster-Virus	
	Abkürzung	VZV, HAHV-3, HHV-3	
	Erkrankung	Kinder/Erwachsene: Windpocken/Zoster (Chicken pox), Feten: kongenitales Varizellensyndrom, Neugeborene: neonatale Varizellen	
Epidemiologie	Verbreitung	weltweit	RKI-Ratgeber Windpocken – Zoster
	Varianten	serologisch einheitlich, mehrere Genotypen mit regional unterschiedlicher Verbreitung sind beschrieben	
	Vorkommen/Wirte	Mensch	
	Inkubationszeit	8–21 Tage	
	postnatale Übertragung	Tröpfcheninfektion/Aerosole (Speichel, Bläscheninhalt), direkter Kontakt	
	pränatale Übertragung	transplazentare Übertragung	
	perinatale Übertragung	transplazentar aszendierend oder Tröpfchen-/Kontaktinfektion bei Erkrankungsbeginn der Schwangeren 5 Tage vor bis 2 Tage nach Geburt, hohes Infektionsrisiko (25–50 %)	
	Übertragung durch Stillen	keine Transmission in der Muttermilch, Übertragung durch akute Bläschen einer an Windpocken erkrankten Mutter an der Brust möglich	
	Durchseuchung (weltweit)	in Ländern mit etablierten Impfprogrammen deutlicher Rückgang der Infektionen, ohne Impfprogramme: > 96 %	
	Durchseuchung (Deutschland)	Seroprävalenz: Erwachsene: > 96 %, Schwangere: 94–96 %, akute Varizellen/Windpocken (Meldungen): 2020: 11.321 Fälle, 2021: 6.358 Fälle, 2022: 10.025 Fälle	Rieck et al., 2021 https://survstat.rki.de

		Impfraten Schuleingangsuntersuchung 2019: 1. Dosis: 88,9 %, 2. Dosis: 85,0 %	
Akute Infektion/Primärinfektion			
Bei Kindern, Erwachsenen	asymptomatische Infektion	sehr selten	Kennedy und Gershon, 2018; Newman und Jhaveri, 2019
	häufige Symptome	generalisiertes Exanthem und Enanthem mit Bläschenbildung, Fieber	
	seltene Symptome/Komplikationen	Varizellenpneumonie, ZNS-Beteiligung	
Bei Schwangeren		vor allem im letzten Trimenon: schwerer Verlauf der Varizellenpneumonie	
Bei Feten	Zeitpunkt der Infektion		
	in SSW 1–21	Fetopathie bei 1–2 % der Schwangeren mit akuter VZV-Infektion (Windpocken)	Ahn et al., 2016; Cox et al. 1990; Bhavsar und Mangat 2021; Harger et al., 2002; Nanthakumar et al., 2021
	Infektion der Schwangeren ab SSW 21	Fetopathie, sehr selten, Einzelfallberichte	
	Symptome	Skelettanomalien, Enzephalitis, Mikrozephalie	
	Infektion der Schwangeren mit Erkrankungsbeginn 5 Tage vor bis 2 Tage nach Geburt	neonatale Varizellen, verstärktes Exanthem mit meist hämorrhagischen Vesikeln, Komplikationen: Pneumonie, Glomerulonephritis, Meningoenzephalitis, Myelitis, Hepatitis, Purpura Schönlein-Henoch, unbehandelt hohe Letalität	
Bei Neugeborenen nach fetaler Infektion	neonatale Symptome	kongenitales Varizellen-Syndrom, segmental angeordnete Hautveränderungen (Narben, Ulzera), neurologische Schädigungen (Hirnatrophie, Krampfleiden, Paresen), Augenschäden (Chorioretinits, Katarakt), Skelettanomalien	Blumental und Lepage, 2019
Bei Neugeborenen nach perinataler Infektion		neonatale Varizellen, hohes Risiko bei perinataler Transmission (Erkrankungsbeginn der Schwangeren 5 Tage vor bis 2 Tage nach der Geburt), unbehandelt hohe Letalität	Blumental und Lepage, 2019

Viruslatenz	nach der akuten Infektion lebenslange Latenz in den Rückenmarksganglien		
Sekundär-infektionen			
Rekurrenz/ Reaktivierung	Erwachsene/Schwangere		
	Erkrankung	Herpes Zoster (Gürtelrose)	Nagel et al., 2020
	Auftreten	gehäuft ab 50 Jahren	
	Symptome	unilateral, vesikuläres Exanthem ausgehend von der Wirbelsäule mit akuter Neuritis	
	Komplikationen	postherpetische Neuralgie, Beteiligung der Sinnesorgane, ZNS-Infektion, Nervenlähmung, Disseminierung	
	Feten		
	transplazentare Transmission und fetale Infektion bei Gürtelrose während der Schwangerschaft	nicht beschrieben	
	Neugeborene		
	Infektion/Erkrankung bei Gürtelrose der Mutter zum Geburtstermin	nicht beschrieben	
Reinfektion	Kinder/Erwachsene/Schwangere		
	Auftreten	möglich, sehr selten, transplazentare Übertragungen nicht beschrieben	
	Symptome	meist asymptomatisch; bei gestörter zellulärer Immunantwort (Stammzelltransplantation): Zweitvarizellen	
Prävention	Impfung	attenuierter Lebendimpfstoff (V, MMRV) gemäß STIKO-Empfehlung, kontraindiziert während der Schwangerschaft	
	passive Immunisierung	Varicella-Zoster-Immunglobulin bei Kontakt seronegativer Schwangerer mit Windpocken-/Gürtelrosepatienten	

	Hygiene	Händehygiene, Desinfektion mit begrenzt viruziden und viruziden Mitteln ist wirksam, bei Seronegativität: Kontaktvermeidung zu Windpocken- und Gürtelrosepatienten	
	Verhinderung der transplazentaren Übertragung	passive Immunisierung mit Varicella-Zoster-Immunglobulin	
Therapie	antivirale Chemotherapie	Schwangere, Neugeborene: Acyclovir, Valacyclovir, Famciclovir (Off-label-use), Neugeborene: passive Immunisierung mit Varicella-Zoster-Immunglobulin	Nanthakumar et al., 2021
Arbeitsschutz	In Einrichtungen zur medizinischen Untersuchung, Behandlung und Pflege von Kindern und in Einrichtungen zur vorschulischen Betreuung von Kindern; Umgang mit dem Erreger im Labor, Forschung an Arbeitsstätten	persönliche Schutzausrüstung, Basishygiene, Kontrolle der Impfdokumente, Angebot der Impfung bei Nichtgeimpften, Kontaktvermeidung seronegativer Schwangerer zu Windpocken-/Gürtelrosepatienten	MuSchG ArbSchG ArbMedVV BioStoffV TRBA 100 TRBA 250 TRBA 400 TRBA 500
	Einstufung nach BioStoffV	Risikogruppe 2	
	Meldepflicht nach IfSG	ja	
	ArbMedVV	Pflichtvorsorge Biologische Arbeitsstoffe	

Literatur

Ahn KH, Park YJ, Hong SC, Lee EH, Lee JS, Oh MJ and Kim HJ. Congenital varicella syndrome: A systematic review. J Obstet Gynaecol, 2016. 36(5): p. 563–566

Bhavsar S, Mangat C. Congenital Varicella Syndrome. 2021 Oct 11. In: StatPearls [Internet]. Treasure Island (FL): StatPearls Publishing; 2022 Jan–. PMID: 33760553

Blumental S and Lepage P. Management of varicella in neonates and infants. 2019. 3(1): p. e000433

Cox SM, Cunningham FG and Luby J. Management of varicella pneumonia complicating pregnancy. Am J Perinatol, 1990. 7(4): p. 300–301

Gesetz über die Durchführung von Maßnahmen des Arbeitsschutzes zur Verbesserung der Sicherheit und des Gesundheitsschutzes der Beschäftigten bei der Arbeit (Arbeitsschutzgesetz – ArbSchG)

Harger JH, Ernest JM, Thurnau GR, Moawad A, Momirova V, Landon MB, Paul R et al. Risk factors and outcome of varicella-zoster virus pneumonia in pregnant women. J Infect Dis, 2002. 185(4): p. 422–427

ITCV. https://talk.ictvonline.org/ictv-reports/ictv_online_report/dsdna- viruses/w/herpesviridae

Kennedy PGE, Gershon AA. Clinical Features of Varicella-Zoster Virus Infection. Viruses. 2018 Nov 2;10(11):609. doi: 10.3390/v10110609. PMID: 30400213; PMCID: PMC6266119

Nagel MA, Niemeyer CS, Bubak AN. Central nervous system infections produced by varicella zoster virus. Curr Opin Infect Dis. 2020 Jun;33(3):273–278. doi: 10.1097/QCO.0000000000000647. PMID: 32332223

Nanthakumar MP, Sood A, Ahmed M, Gupta J. Varicella Zoster in pregnancy. Eur J Obstet Gynecol Reprod Biol. 2021 Mar;258:283–287. doi: 10.1016/j.ejogrb.2021.01.009. Epub 2021 Jan 12. PMID: 33494028

Newman AM, Jhaveri R. Myths and Misconceptions: Varicella-Zoster Virus Exposure, Infection Risks, Complications, and Treatments. Clin Ther. 2019 Sep;41(9):1816–1822. doi: 10.1016/j.clinthera.2019.06.009. Epub 2019 Jul 17. PMID: 31326126; PMCID: PMC8547758

Rieck T, Feig M, Siedler A. Impfquoten von Kinderschutzimpfungen in Deutschland – aktuelle Ergebnisse aus der RKI-Impfsurveillance, Epid Bull 2021, 49:6- 29

RKI-Ratgeber Windpocken – Zoster. https://www.rki.de/DE/Content/Infekt/EpidBull/Merkblaetter/Ratgeber_Varizellen.h tml;jsessionid=A80A38E990D2AE4CD98FB695C14FCDD6.internet112#doc2374554bo dyText6

Technische Regeln für Biologische Arbeitsstoffe (TRBA); https://www.baua.de/DE/Angebote/Rechtstexte-und-Technische-Regeln/Regelwerk/TRBA/TRBA.html

TRBA 100 Schutzmaßnahmen für Tätigkeiten mit biologischen Arbeitsstoffen in Laboratorien; https://www.baua.de/DE/Angebote/Rechtstexte-und-Technische-Regeln/Regelwerk/TRBA/TRBA-100.html

TRBA 250 Biologische Arbeitsstoffe im Gesundheitswesen und in der Wohlfahrtspflege; https://www.baua.de/DE/Angebote/Rechtstexte-und-Technische-Regeln/Regelwerk/TRBA/TRBA-250.html

TRBA 400 Handlungsanleitung zur Gefährdungsbeurteilung und für die Unterrichtung der Beschäftigten bei Tätigkeiten mit biologischen Arbeitsstoffen; https://www.baua.de/DE/Angebote/Rechtstexte-und-Technische-Regeln/Regelwerk/TRBA/TRBA-400.html

TRBA 500 Grundlegende Maßnahmen bei Tätigkeiten mit biologischen Arbeitsstoffen; https://www.baua.de/DE/Angebote/Rechtstexte-und-Technische-Regeln/Regelwerk/TRBA/TRBA-500.html

Verordnung über Sicherheit und Gesundheitsschutz bei Tätigkeiten mit biologischen Arbeitsstoffen (Biostoffverordnung – BioStoffV) http://www.gesetze-im-internet.de/biostoffv_2013/index.html

Verordnung zur arbeitsmedizinischen Vorsorge (ArbMedVV); https://www.bmas.de/DE/Service/Publikationen/a453-arbeitsmedizinischen-vorsorge.html

Zytomegalievirus

Allgemeines	wissenschaftlicher Name/Gattung/ Unterfamilie/ Virusfamilie	humanes Zytomegalievirus, humanes Betaherpesvirus 5/Cytomegalovirus / Betaherpesvirinae/Herpesviridae	ICTV
	allgemein üblicher Name	Zytomegalievirus	
	Abkürzung	HCMV, HHV-5, CMV	
	Erkrankung	CMV-Infektion	
Epidemiologie	Verbreitung	weltweit	
	Varianten	ein Serotyp mit zahlreichen genotypischen Varianten	RKI-Ratgeber Zytomegalievirus- Infektion; CDC; Ludwig und Hengel, 2009; Lopo et al., 2011; Enders et al., 2012; Hoehl et al., 2020; Götting et al., 2021; Dioverti und Razonable, 2016; Zuhair et al., 2019
	Vorkommen/ Wirte	Mensch	
	Postnatale Übertragung	Kontaktinfektion durch Urin, Speichel, Blut, Zervixsekret, über Muttermilch, Sperma von CMV-seropositiven Personen	
	Inkubationszeit	4–6 Wochen	
	Ausscheidungsrate bei seropositiven Personen (CMV-Latenz)	Erwachsene allgemein: 7 %, mit Risikofaktoren: 22 %, Schwangere: Urin 1–13 %, Zervixsekret 1,6–40 %, Stillende: >95 %, Kinder: Ein bis Zweijährige: höchste Viruslast, kongenital infizierte Kinder: 80 % (erhöhte Ausscheidung während der ersten Lebensjahre), gesund, in Kindertagesstätten: 23 %, gesund, in der Familie betreut: 12 %, hospitalisierte Kinder: 11,5 %	
	pränatale Übertragung	transplazentar bei Primär- und (selten) bei Nichtprimärinfektion. bei CMV-Latenz, Nichtprimärinfektion: 1 %, bei CMV-Primärinfektion abhängig vom Gestationsalter: 6–66 %	
	Übertragung durch Stillen	CMV-seropositive Mütter scheiden die Viren in der Milch aus und können sie auf die gestillten Kinder übertragen. Klinisch bei Reifgeborenen nicht relevant	

	Durchseuchung (weltweit)	bis zu >90 % bei starken regionalen und sozioökonomischen Unterschieden	
	Durchseuchung (Deutschland)	Neugeborene: 0,2 % geschätzt, Kinder: 10–30 % geschätzt, Schwangere: 34 bis 92 % (große regionale und sozioökonomische Unterschiede), schwangere Erzieherinnen: 55 %, Blutspender: 46 bis 55 %	
	Serokonversionsrate	Blutspender (Deutschland): 0,55 %, Schwangere (Deutschland): 0,2–1,1 %, Schwangere (Frankreich): ohne Hygieneberatung: 0,8 %, nach Hygieneberatung: 0,19–0,26 %	
Akute Infektion/ Primärinfektion	Verlauf		
Bei Kindern, Erwachsenen	asymptomatische Infektion	>80 % bei immunkompetenten Reifgeborenen, Kindern und Erwachsenen	RKI-Ratgeber Zytomegalievirus-Infektion
	Symptome	mononukleoseähnliches Krankheitsbild, Fieber, Asthenie, Myalgie, Rhinopharyngitis, erhöhte Lymphozytenzahl, erhöhte Transaminasenwerte	
	seltene Symptome	bei immunsupprimierten Personen: Pneumonie, Kolitis, Hepatitis, Renitis	
Bei Schwangeren	häufig	mehrheitlich asymptomatische (75 %) oder mild verlaufende Infektion	Kagan und Hamprecht, 2017; Fowler und Boppana, 2018
Bei Feten		zytomegale Einschlusskörperchenkrankheit (Cytomegalo inclusion disease, CID-Syndrom), intrauteriner Tod (thrombotische Vaskulopathie)	
Bei Neugeborenen	nach fetaler Infektion bis zur 16. SSW	Wachstumsretardierung 50 %, Petechien 76 %, Ikterus 67 %, Hepatomegalie 60 %, zentralnervöse Symptomatik (meist bleibende Schäden): 53 % Mikrozephalie intrakranielle Verkalkungen, Krampfanfälle, Hördefekte, Chorioretinitis/Optikusatrophie	
Prä-/perikonzeptionell	Transmissionsrate 5,5–21 %	Abort 17 %	

Trimenon I	Transmissionsrate 36,8 %	Abort 3 %, infizierte Neugeborene: asymptomatisch 52 %, schwer erkrankt 4 %, mild erkrankt 4 %, postnatale Hörstörungen 22,8 %	
Trimenon II	Transmissionsrate 40,3 %	Abort 3 %, infizierte Neugeborene: asymptomatisch 83 %, mild erkrankt 14 %, postnatale Hörstörungen 0,1 %	
Trimenon III	Transmissionsrate 66,2 %	infizierte Neugeborene: asymptomatisch 95–100 %, postnatale Hörstörungen 0–0,1 %	
Perinatal	hohe Transmissionsrate bei HIV/CMV-Koinfektion	meist asymptomatisch	
Viruslatenz	nach der Primärinfektion lebenslange Latenz/Persistenz in hämatopoetischen Stammzellen sowie Monozyten		
Sekundärinfektionen			
Rekurrenz/ Reaktivierung	möglich	niederlastige Virämie mehrere Monate bis Jahre nach Primärinfektion, lebenslang intermittierende Ausscheidung (siehe oben)	
	Symptome/Kinder, Erwachsene	in der Regel asymptomatisch	
	Symptome/ Schwangere	in der Regel asymptomatisch	
	Symptome/Neugeborene nach fetaler Infektion	Gehörschädigung (Hochprävalenzländer ca. 11 %), Häufigkeit anderer Spätfolgen unbekannt	
Reinfektion	möglich	ja, selten diagnostiziert	
	Symptome/Kinder, Erwachsene	in der Regel asymptomatisch	
	Symptome/ Schwangere	in der Regel asymptomatisch	
	Symptome/Neugeborene nach fetaler Infektion	wie bei Reaktivierung	

Prävention	Impfung	nicht verfügbar	
	passive Immunisierung	CMV-Hyperimmunglobulin (HIG)	
	Hygiene	Beratung aller Schwangeren zur Kontaktvermeidung mit Urin/Speichel von Kleinkindern durch: Händehygiene, Einmalhandschuhe, begrenzt viruzide und viruzide Desinfektionsmittel	Vauloup-Fellous et al., 2009; Revello et al., 2015
	Verhinderung der transplazentaren Übertragung	bei Primärinfektion im 1. Trimenon (SSW1- 16): HIG-Hochdosistherapie	Hamprecht et al., 2014; Kagan et al., 2021
Therapie	antivirale Chemotherapie	erkrankte Neugeborene, Hörstörung: Valgancilovir, Ganciclovir, Schwangere: Valacyclovir (Off-label-use)	Rawlinson et al., 2017; Leruez-Ville et al., 2020; Nicloux et al., 2020
Arbeitsschutz	erhöhtes Infektionsrisiko beim pflegerischen Umgang mit Kindern unter 2–3 Jahren, mit Stillenden und anderen Ausscheidern (zum Beispiel bei schwerer Erkrankung, Intensivkrankenpflege)	bei Schwangeren: konsequente Händehygiene, Händedesinfektion, Handschuh- und Kittelpflege, bei seronegativen Schwangeren: wenn Hygienemaßnahmen nicht greifen und ein Tätigkeitswechsel nicht möglich ist: unbefristetes Beschäftigungsverbot	MuSchG ArbSchG ArbMedVV BioStoffV TRBA 250 TRBA 400 TRBA 500
	Einstufung nach BioStoffV	Risikogruppe 2	
	Meldepflicht nach IfSG	nein	

Literatur

CDC. https://www.cdc.gov/cmv/clinical/congenital-cmv.html

Dioverti MV, Razonable RR. Cytomegalovirus. Microbiol Spectr. 2016 Aug;4(4). doi: 10.1128/microbiolspec.DMIH2–0022–2015. PMID: 27726793

Enders G, Daiminger A, Lindemann L, Knotek F, Bäder U, Exler S, Enders M. Cytomegalovirus (CMV) seroprevalence in pregnant women, bone marrow donors and adolescents in Germany, 1996–2010. Med Microbiol Immunol. 2012 Aug;201(3):303–9. doi: 10.1007/s00430–012–0232–7. Epub 2012 Mar 8. PMID: 22398714

Fowler KB, Boppana SB. Congenital cytomegalovirus infection. Semin Perinatol. 2018 Apr;42(3):149–154. doi: 10.1053/j.semperi.2018.02.002. Epub 2018 Mar 2. PMID: 29503048

Gesetz über die Durchführung von Maßnahmen des Arbeitsschutzes zur Verbesserung der Sicherheit und des Gesundheitsschutzes der Beschäftigten bei der Arbeit (Arbeitsschutzgesetz – ArbSchG)

Götting J, Lazar K, Suárez NM, Steinbrück L, Rabe T, Goelz R, Schulz TF, Davison AJ, Hamprecht K, Ganzenmueller T. Human Cytomegalovirus Genome Diversity in Longitudinally Collected Breast Milk Samples. Front Cell Infect Microbiol. 2021 Apr 16;11:664247. doi: 10.3389/fcimb.2021.664247. PMID: 33937103; PMCID: PMC8085339

Hamprecht K, Kagan KO, Goelz R. Hyperimmune globulin to prevent congenital CMV infection. N Engl J Med. 2014 Jun 26;370(26):2543. doi: 10.1056/NEJMc1405377. PMID: 24963583

Hoehl S, Berger A, Ciesek S, Rabenau HF. Thirty years of CMV seroprevalence – a longitudinal analysis in a German university hospital. Eur J Clin Microbiol Infect Dis. 2020 Jun;39(6):1095–1102. doi: 10.1007/s10096–020–03814-x. Epub 2020 Jan 27. PMID: 31989374; PMCID: PMC7225192

ICTV https://talk.ictvonline.org/ictv-reports/ictv_online_report/dsdna- viruses/w/herpesviridae

Kagan KO, Hamprecht K. Cytomegalovirus infection in pregnancy. Arch Gynecol Obstet. 2017 Jul;296(1):15–26. doi: 10.1007/s00404–017–4380–2. Epub 2017 May 15. PMID: 28508343

Kagan KO, Enders M, Hoopmann M, Geipel A, Simonini C, Berg C, Gottschalk I, Faschingbauer F, Schneider MO, Ganzenmueller T, Hamprecht K. Outcome of pregnancies with recent primary cytomegalovirus infection in first trimester ted hyperimmunoglobulin: observational study. Ultrasound Obstet Gynecol. 2021 Apr;57(4):560–567. doi: 10.1002/uog.23596. Epub 2021 Mar 17. PMID: 33491819

Leruez-Ville M, Foulon I, Pass R, Ville Y. Cytomegalovirus infection during pregnancy: state of the science. Am J Obstet Gynecol. 2020 Sep;223(3):330–349. doi: 10.1016/j.ajog.2020.02.018. Epub 2020 Feb 24. PMID: 32105678

Lopo S, Vinagre E, Palminha P, Paixao MT, Nogueira P, Freitas MG. Seroprevalence to cytomegalovirus in the Portuguese population, 2002–2003. Euro Surveill. 2011 Jun 23;16(25):19896. PMID: 21722611

Ludwig A, Hengel H. Epidemiological impact and disease burden of congenital cytomegalovirus infection in Europe. Euro Surveill. 2009 Mar 5;14(9):26–32. PMID: 19317969

Nicloux M, Peterman L, Parodi M, Magny JF. Outcome and management of newborns with congenital cytomegalovirus infection. Arch Pediatr. 2020 Apr;27(3):160–165. doi: 10.1016/j.arcped.2020.01.006. Epub 2020 Feb 29. PMID: 32127242

Rawlinson WD, Boppana SB, Fowler KB, Kimberlin DW, Lazzarotto T, Alain S, Daly K, Doutré S, Gibson L, Giles ML, Greenlee J, Hamilton ST, Harrison GJ, Hui L, Jones CA, Palasanthiran P, Schleiss MR, Shand AW, van Zuylen WJ. Congenital cytomegalovirus infection in pregnancy and the neonate: consensus recommendations for prevention, diagnosis, and therapy. Lancet Infect Dis. 2017 Jun;17(6):e177-e188. doi: 10.1016/S1473–3099(17)30143–3. Epub 2017 Mar 11. PMID: 28291720

Revello MG, Tibaldi C, Masuelli G, Frisina V, Sacchi A, Furione M, Arossa A, Spinillo A, Klersy C, Ceccarelli M, Gerna G, Todros T, CCPE Study Group. Prevention of Primary Cytomegalovirus Infection in Pregnancy. EBioMedicine. 2015 Aug 6;2(9):1205–10. doi: 10.1016/j.ebiom.2015.08.003. PMID: 26501119; PMCID: PMC4588434

RKI-Ratgeber Zytomegalievirus-Infektion. https://www.rki.de/DE/Content/InfAZ/Z/ZMV/ZMV.html;jsessionid=9AADCFA23B6A27F2520CBA116DA75E5D.internet052?cms_box=1&cms_current=Zytomegalievirus-Infektion+%28CMV%29&cms_lv2=4738376

Technische Regeln für Biologische Arbeitsstoffe (TRBA); https://www.baua.de/DE/Angebote/Rechtstexte-und-Technische-Regeln/Regelwerk/TRBA/TRBA.html

TRBA 250 Biologische Arbeitsstoffe im Gesundheitswesen und in der Wohlfahrtspflege; https://www.baua.de/DE/Angebote/Rechtstexte-und-Technische-Regeln/Regelwerk/TRBA/TRBA-250.html

TRBA 400 Handlungsanleitung zur Gefährdungsbeurteilung und für die Unterrichtung der Beschäftigten bei Tätigkeiten mit biologischen Arbeitsstoffen; https://www.baua.de/DE/Angebote/Rechtstexte-und-Technische-Regeln/Regelwerk/TRBA/TRBA-400.html

TRBA 500 Grundlegende Maßnahmen bei Tätigkeiten mit biologischen Arbeitsstoffen; https://www.baua.de/DE/Angebote/Rechtstexte-und-Technische-Regeln/Regelwerk/TRBA/TRBA-500.html

Verordnung über Sicherheit und Gesundheitsschutz bei Tätigkeiten mit biologischen Arbeitsstoffen (Biostoffverordnung – BioStoffV); http://www.gesetze-im-internet.de/biostoffv_2013/index.html

Verordnung zur arbeitsmedizinischen Vorsorge (ArbMedVV); https://www.bmas.de/DE/Service/Publikationen/a453-arbeitsmedizinischen- vorsorge.html

Vauloup-Fellous C, Picone O, Cordier AG, Parent-du-Châtelet I, Senat MV, Frydman R, Grangeot-Keros L. Does hygiene counseling have an impact on the rate of CMV primary infection during pregnancy? Results of a 3-year prospective study in a French hospital. J Clin Virol. 2009 Dec;46 Suppl 4:S49–53. doi: 10.1016/j.jcv.2009.09.003. Epub 2009 Oct 6. PMID: 19811947

Zuhair M, Smit GSA, Wallis G, Jabbar F, Smith C, Devleesschauwer B, Griffiths P. Estimation of the worldwide seroprevalence of cytomegalovirus: A systematic review and meta-analysis. Rev Med Virol. 2019 May;29(3):e2034. doi: 10.1002/rmv.2034. Epub 2019 Jan 31. PMID: 30706584

https://www.mcascientificevents.eu/ecci/scientific-information/

https://biostoffe.dguv.de/data?name=830519

https://www.baua.de/DE/Angebote/Publikationen/Berichte/F5198.pdf?blob=publicationFile&v=4

Chlamydia trachomatis

Allgemeines	wissenschaftlicher Name/Familie	Chlamydia trachomatis/Chlamydiaceae	RKI-Ratgeber Chlamydiosen
	allgemein üblicher Name	Chlamydien	
	Abkürzung	C. trachomatis	
	Erkrankung	Serotypen A–C: Trachom, chronisch rezidivierende Erkrankung der Augenbinde- und Hornhäute, nicht relevant für die Schwangerschaft, Serotypen D–K: Infektionen des Urogenitaltrakts, Rektums, Rachens, der Augenbindehaut, Serotypen L1–L3: Lymphogranuloma venereum (Lymphogranuloma inguinale, Durand-Nicolas-Favre-Krankheit)	Murray und McKay, 2021
Epidemiologie	Verbreitung	Serotypen A–C: (Sub-)Tropen, Serotypen L1–L3: überwiegend Tropen, Serotypen D–K: weltweit	RKI-Ratgeber, Chlamydiosen
	Varianten	Serotypen A bis L	
	Vorkommen/Wirte	Mensch	
	postnatale Übertragung	Serotypen A–C: Schmierinfektionen durch Augensekrete, Serotypen D–K, L1–L3: sexuell oder perinatal	
	Übertragung durch Stillen	nicht beschrieben	
	pränatale Übertragung	keine transplazentare Übertragung	
	perinatale Übertragung	Neugeborene: Infektion der Augenbindehaut und des Atemtrakts bei Geburt durch einen mit C. trachomatis/Serotyp D–K infizierten Geburtskanal Übertragungsrisiko bei aktiver Infektion der Mutter: ca. 60–70 %	Stock und Henrichfreise, 2012
	Inkubationszeit	1–3 Wochen	
	Durchseuchung (weltweit)	Serotpyen A–C: höchste Inzidenz bei 10- bis 30-Jährigen, Tendenz abnehmend (Asien, Afrika, Südamerika, Karibik) Serotypen D–K, L1–L3: ca. $131x10^6$ Neuinfektionen/Jahr (weltweit) ca. $20x10^6$ Neuinfektionen/Jahr (Europa) Prävalenz (Frauen): 4,2 %, Prävalenz (Männer): 2,7 %	RKI-Ratgeber Chlamydiosen; Newman et al., 2015; WHO Guideline 2016; Bremer et al., 2016

	Durchseuchung (Deutschland)	C. trachomatis sind die häufigsten sexuell übertragenen Erreger von Urogenitalinfektionen. Prävalenzrate variiert regional, am höchsten bei jungen Frauen (10–20 %), abnehmend mit steigendem Alter und stabiler Partnerschaft. Sachsen (Meldepflicht): Anstieg der Infektionen von 26,3/100.000 (2003) auf 95/100.000 Einwohner (2011), höchste Inzidenz: Frauen, 15–24 Jahre: 969/100.000, Schweiz: seit 1999 ansteigende Inzidenz auf 129,8/100 000 Einwohner (2020, Meldepflicht), am häufigsten bei 15- bis 34-Jährigen	RKI-Ratgeber Chlamydiosen; Ehrhardt, 2012; Gille und Klapp, 2005 BGA, Schweiz
Akute Infektion		Chlamydienbedingte Genitalinfektion	RKI-Ratgeber Chlamydiosen
Bei Kindern, Erwachsenen	asymptomatische Infektion	Frauen: ca. 80 %, Männer: ca. 50 %	
	häufige Symptome	Frauen: Eitriger vaginaler Fluor, Urethritis, Entzündung der Bartholin-Drüsen, aufsteigende Infektionen in Endometrium, Eileiter, Peritonealraum, Folgen: Salpingitis (mit drohender Sterilität), Endometritis, Perihepatitis (Fitz-Hugh-Curtis-Syndrom), Männer: Harnröhrenentzündung mit Druckgefühl, Schmerzen und Brennen beim Wasserlassen, eitriger Ausfluss, aufsteigende Infektionen in die Prostata, Nebenhoden und Hoden mit daraus folgender Sterilität (selten)	O'Connell und Ferone, 2016
	seltene Symptome	Arthritis, Tendovaginitis, Reiter-Syndrom; abhängig von Sexualpraktiken: Proktitis, Pharyngitis, Konjunktivitis	
Bei Schwangeren		ähnliche Klinik wie bei Nichtschwangeren, Zervizitis, mögliche Folgen bei Salpingitis, Endometritis und Perihepatitis: extrauterine Schwangerschaft, sekundäre Sterilität, nicht signifikant erhöht: Abort, Frühgeburten, kindliches Untergewicht	Bremer et al., 2016; Reekie et al., 2018
Bei Neugeborenen	nach perinataler Infektion	Konjunktivitis: 20–50 %, Otitis media: >50 %, Pneumonie: 5–30 %, Infektion des Nasopharynx ist möglich.	

Persistie-rende Infektion	möglich	generell, nicht bei antibiotisch Therapierten	
	Symptome/Schwangere	Symptome selten, ev. reaktive Arthritiden	
	Symptome/Fetus	Entfällt	
	Symptome/Neugeborene	Symptomatik s. o., deutlich geringeres Übertragungsrisiko	
Reinfektion	möglich	Ja	
	Symptome/Schwangere	s. o.	
	Symptome/Fetus	s. o.	
	Symptome/Neugeborene	s. o.	
Prävention	Impfung	nicht verfügbar	
	Verhinderung der Infektion	Safer Sex, Reduktion von sexuellem Risikoverhalten	
	Verhinderung der perinatalen Übertragung	jährliches Screening: Frauen bis 25 Jahre, Screening der Schwangeren	Richtlinie zu Empfängnisregelung und Schwangerschaftsabbruch, Mutterschafts-Richtlinien
Therapie	antiinfektiöse Chemoprophylaxe/-therapie	Behandlung: Doxycyclin (Nichtschwangere, Kontraindikation: Kinder ≤8 Jahre), Azithromycin, Erythromycin (Schwangere/Stillende, auch Behandlung der SexualpartnerInnen) , Erythromycin, Azithromycin (Neugeborene), Prophylaxe: Erythromycin-/Tetracyclin-Augensalbe (Neugeborene unmittelbar nach Geburt)	Bremer et al., 2016; Cluver et al., 2017
Arbeitsschutz	Umgang mit dem Erreger im Labor/in der Forschung	Basishygiene, Persönliche Schutzausrüstung	MuSchG ArbSchG ArbMedVV BioStoffV TRBA 100 TRBA 250 TRBA 400 TRBA 500
	Einstufung nach BioStoffV	Risikogruppe 2	
	Meldepflicht nach IfSG	Nein	

Literatur

BGA-Bulletin 48 (November 2021), Bundesamt für Gesundheit, Abteilung übertragbare Krankheiten, Bern, Schweiz

Bremer et al., 2016: S2k-Leitlinie 059–005: Infektionen mit Chlamydia trachomatis. https://www.awmf.org/leitlinien/detail/ll/059–005.html

Cluver C, Novikova N, Eriksson DO, Bengtsson K, Lingman GK. Interventions for treating genital Chlamydia trachomatis infection in pregnancy. Cochrane Database Syst Rev. 2017 Sep 22;9(9):CD010485. doi: 10.1002/14651858.CD010485.pub2. PMID: 28937705; PMCID: PMC6483758

Ehrhardt I. Epidemiologische Aspekte bei Neisseria gonorrhoeae- und Chlamydia trachomatis-Infektionen, unter besonderer Berücksichtigung der Meldedaten aus Sachsen. Der Mikrobiologe 2012; 4:111–9

Gesetz über die Durchführung von Maßnahmen des Arbeitsschutzes zur Verbesserung der Sicherheit und des Gesundheitsschutzes der Beschäftigten bei der Arbeit (Arbeitsschutzgesetz – ArbSchG)

Gille G, Klapp C. Chlamydia-trachomatis-Infektionen bei Teenagern [Chlamydia trachomatis infections in teenagers]. Hautarzt. 2007 Jan;58(1):31–7. German. doi: 10.1007/s00105–006–1265-x. PMID: 17165068

Mutterschaftsrichtlinien, G-BA, 2022; https://www.g-ba.de/richtlinien/19/

Newman L, Rowley J, Vander Hoorn S, Wijesooriya NS, Unemo M, Low N, et al. Global estimates of the prevalence and incidence of four curable sexually transmitted infections in 2012 based on systematic review and global reporting. PLoS One. 2015;10(12):e0143304

O'Connell CM, Ferone ME. Chlamydia trachomatis Genital Infections. Microb Cell. 2016 Sep 5;3(9):390–403. doi: 10.15698/mic2016.09.525. PMID: 28357377; PMCID: PMC5354567

Richtlinie zur Empfängnisregelung und zum Schwangerschaftsabbruch, G-BA, 2019; https://www.g- ba.de/richtlinien/9/

RKI-Ratgeber Chlamydiosen (Teil 1), Robert Koch-Institut, 12/2010 https://www.rki.de/DE/Content/Infekt/EpidBull/Merkblaetter/Ratgeber_Chlamydiosen_Teil1.html;jsessionid=843BD46FC66ABA0007AF0127F34D7DC9.internet051

Stock I, Henrichfreise B. Infektionen mit Chlamydia trachomatis [Infections with Chlamydia trachomatis]. Med Monatsschr Pharm. 2012 Jun;35(6):209–22; quiz 223–4. German. PMID: 22808665

Reekie J, Roberts C, Preen D, Hocking JS, Donovan B, Ward J, Mak DB, Liu B. Chlamydia and Reproductive Health Outcome Investigators. Chlamydia trachomatis and the risk of spontaneous preterm birth, babies who are born small for gestational age, and stillbirth: a population-based cohort study. Lancet Infect Dis. 2018 Apr;18(4):452–460. doi: 10.1016/S1473–3099(18)30045–8. Epub 2018 Jan 19. PMID: 29371067

Technische Regeln für Biologische Arbeitsstoffe (TRBA); https://www.baua.de/DE/Angebote/Rechtstexte-und-Technische-Regeln/Regelwerk/TRBA/TRBA.html

TRBA 100 Schutzmaßnahmen für Tätigkeiten mit biologischen Arbeitsstoffen in Laboratorien; https://www.baua.de/DE/Angebote/Rechtstexte-und-Technische-Regeln/Regelwerk/TRBA/TRBA-100.html

TRBA 250 Biologische Arbeitsstoffe im Gesundheitswesen und in der Wohlfahrtspflege; https://www.baua.de/DE/Angebote/Rechtstexte-und-Technische-Regeln/Regelwerk/TRBA/TRBA-250.html

TRBA 400 Handlungsanleitung zur Gefährdungsbeurteilung und für die Unterrichtung der Beschäftigten bei Tätigkeiten mit biologischen Arbeitsstoffen; https://www.baua.de/DE/Angebote/Rechtstexte-und-Technische-Regeln/Regelwerk/TRBA/TRBA-400.html

TRBA 500 Grundlegende Maßnahmen bei Tätigkeiten mit biologischen Arbeitsstoffen; https://www.baua.de/DE/Angebote/Rechtstexte-und-Technische-Regeln/Regelwerk/TRBA/TRBA-500.html

Verordnung über Sicherheit und Gesundheitsschutz bei Tätigkeiten mit biologischen Arbeitsstoffen (Biostoffverordnung – BioStoffV) http://www.gesetze-im-internet.de/biostoffv_2013/index.html

Verordnung zur arbeitsmedizinischen Vorsorge (ArbMedVV); https://www.bmas.de/DE/Service/Publikationen/a453-arbeitsmedizinischen-vorsorge.html

WHO guidelines for the treatment of Chlamydia trachomatis. 2016. https://www.who.int/publications/i/item/978-92-4-4

Listeria monocytogenes

Allgemeines	wissenschaftlicher Name	Listeria monocytogenes	WHO
	allgemein üblicher Name	Listerien	
	Abkürzung	entfällt	
	Erkrankung	Listeriose	
Epidemiologie	Verbreitung	weltweit	
	Varianten	15 Serovare, v.a. Serovar 4b, 1/2a und 1/2b mit Krankheiten beim Menschen assoziiert	Hof et al., 2007
	Vorkommen/ Wirte	Mensch, Rinder, Schafe, Ziegen, Geflügel und Umwelt (Kontamination von tierischen und pflanzlichen Lebensmitteln, z.B. Rohmilchprodukte, Käse, Fische, Muscheln, Salate)	Heredia und Garcia, 2018
	postnatale Übertragung	Kontakt mit kontaminierten Materialien	
	Inkubationszeit	1–14 Tage, schwangerschaftsassoziierte Erkrankungen: 17–67 Tage	RKI-Ratgeber Listeriose; Goulet et al., 2013
	pränatale Übertragung	ja, transplazentar	
	Übertragung durch Stillen	möglich, beschrieben in Entwicklungsländern	Sarr et al., 2021
	Durchseuchung (weltweit)	0,1–10 Fälle/1 x 10^6 Personen, regionale Unterschiede	WHO
	Durchseuchung (Deutschland)	500–600 Fälle/Jahr, davon 10 % mit Schwangerschaftsrelevanz	Wilking et al., 2021
Akute Infektion	Verlauf		
Bei Kindern, Erwachsenen	asymptomatische Infektion	häufig bei kolonisierten, immunkompetenten Kindern und Erwachsenen, ggf. fieberhafte Gastroenteritis	RKI-Ratgeber Listeriose; Schlech, 2019
	häufige Symptome	bei Abwehrschwäche/Immunsuppression: Sepsis mit Fieber und Muskelschmerzen, evtl. Gastroenteritis, eitrige Meningitis/ Enzephalitis mit neurologischen Ausfällen	
	seltene Symptome	Endokarditis, Arthritis, Hautläsionen, Konjunktivitis	

Bei Schwangeren		Bei Immunkompetenz sind klinisch-manifeste Erkrankungen sehr selten, evtl. grippeähnliche Symptomatik.	RKI-Ratgeber Listeriose; Craig et al., 2019
Bei Feten	Zeitpunkt der Infektion		
	präkonzeptionelle Infektion	fetale Erkrankung nicht beschrieben	Craig et al., 2019
	Infektion der Schwangeren in SSW 1–20	diaplazentare Übertragung, meistens Totgeburt (septischer Abort)	
	Infektion der Schwangeren in SSW 21–Geburt	diaplazentare Übertragung, Früh- oder Totgeburt (septischer Abort) möglich, Early Onset-Symptome beim Neugeborenen,	
Bei Neugeborenen	nach fetaler Infektion	Frühtyp (Early Onset): Granulomatosis infantiseptica (Sepsis, Atemnot-Syndrom, Hepatosplenomegalie, Hautläsionen, multiple Granulome) tritt in der 1. Lebenswoche auf, hohe Letalität.	Charlier et al., 2020
	nach perinataler Infektion	Spättyp (Late Onset): Meningitis tritt ab der 2. Lebenswoche auf.	
Persistierende Infektion	möglich	selten beschrieben bei Immungesunden, gehäuft bei Schwangeren, Immunsupprimierten	
	Symptome/ Schwangere	nicht beschrieben	
	Symptome/Fetus	nicht beschrieben	
Reinfektion	möglich	ja	
	Symptome/ Schwangere	meistens asymptomatisch (s.o.)	
	Symptome/Fetus	s.o.	
Prävention	Impfung	nicht vorhanden	
	Hygiene	Körperhygiene, um perinatale Infektion zu verhindern	
	Verhinderung der transplazentaren Übertragung	Vermeiden von Verzehr von Rohmilch-, Rohfleisch-, Rohfisch- und Rohkostprodukten während der Schwangerschaft, Lebensmittel nicht lange im Kühlschrank lagern, da sich Listerien bei Kühlschranktemperaturen vermehren können.	

Therapie	antiinfektiöse Chemotherapie	für mindestens 3 (-6) Wochen: 1. Wahl: Amoxicillin/Ampicillin (ggf. plus Gentamicin, Kontraindikation: Schwangerschaft und Kinder), 2. Wahl: Cotrimoxazol	Temple et al., 2000
Arbeitsschutz	Umgang mit dem Erreger in Labor/ Forschung	persönliche Schutzausrüstung	MuSchG ArbSchG ArbMedVV BioStoffV TRBA 100 TRBA 250 TRBA 400 TRBA 500
	Einstufung nach BioStoffV	Risikogruppe 2	
	Meldepflicht nach IfSG	§ 7 IfSG, direkter Nachweis aus Blut, Liquor und anderen normalerweise sterilen Materialien sowie aus Abstrichen von Neugeborenen	

Literatur

Charlier C, Disson O, Lecuit M. Maternal-neonatal listeriosis. Virulence. 2020 Dec;11(1):391–397. doi: 10.1080/21505594.2020.1759287. PMID: 32363991; PMCID: PMC7199740

Craig AM, Dotters-Katz S, Kuller JA, Thompson JL. Listeriosis in Pregnancy: A Review. ObstetGynecolSurv.2019Jun;74(6):362–368.doi:10.1097/OGX.0000000000000683. PMID: 31216045

Gesetz über die Durchführung von Maßnahmen des Arbeitsschutzes zur Verbesserung der Sicherheit und des Gesundheitsschutzes der Beschäftigten bei der Arbeit (Arbeitsschutzgesetz – ArbSchG)

Goulet V, King LA, Vaillant V, de Valk H. What is the incubation period for listeriosis? BMC Infect Dis. 2013:11. doi: 10.1186/1471–2334–13–11

Heredia N, García S. Animals as sources of food-borne pathogens: A review. Anim Nutr. 2018 Sep;4(3):250–255. doi: 10.1016/j.aninu.2018.04.006. Epub 2018 May 4. PMID: 30175252; PMCID: PMC6116329

Hof H, Szabo K, Becker B. Epidemiologie der Listeriose in Deutschland – im Wandel und dennoch nicht beachtet [Epidemiology of listeriosis in Germany: a changing but ignored pattern]. Dtsch Med Wochenschr. 2007 Jun 15;132(24):1343–8. German. doi: 10.1055/s-2007–982034. PMID: 17551889

RKI-Ratgeber Listeriose. https://www.rki.de/DE/Content/InfAZ/L/Listeriose/Listeriose.html;jsessionid=060B1092FC2D 2AADE104D380944FE273.internet062?cms_box=1&cms_current=Listeriose&cms_lv2=2398442

Sarr M, Tidjani Alou M, Delerce J, Khelaifia S, Diagne N, Diallo A, Bassene H, Bréchard L, Bossi V, Mbaye B, Lagier JC, Levasseur A, Sokhna C, Million M, Raoult D. A Listeria monocytogenes clone in human breast milk associated with severe acute malnutrition in West Africa: A multicentric case-controlled study. PLoS Negl Trop Dis. 2021 Jun 29;15(6):e0009555. doi: 10.1371/journal.pntd.0009555. PMID: 34185789; PMCID: PMC8291692

Schlech WF. Epidemiology and Clinical Manifestations of *Listeria monocytogenes* Infection. Microbiol Spectr. 2019 May;7(3). doi: 10.1128/microbiolspec.GPP3–0014–2018. PMID: 31837132

Technische Regeln für Biologische Arbeitsstoffe (TRBA); https://www.baua.de/DE/Angebote/Rechtstexte-und-Technische-Regeln/Regelwerk/TRBA/TRBA.html

Temple ME, Nahata MC. Treatment of listeriosis. Ann Pharmacother. 2000 May;34(5): 656–61. doi: 10.1345/aph.19315. PMID: 10852095

TRBA 100 Schutzmaßnahmen für Tätigkeiten mit biologischen Arbeitsstoffen in Laboratorien; https://www.baua.de/DE/Angebote/Rechtstexte-und-Technische-Regeln/Regelwerk/TRBA/TRBA-100.html

TRBA 400 Handlungsanleitung zur Gefährdungsbeurteilung und für die Unterrichtung der Beschäftigten bei Tätigkeiten mit biologischen Arbeitsstoffen; https://www.baua.de/DE/Angebote/Rechtstexte-und-Technische-Regeln/Regelwerk/TRBA/TRBA-400.html

TRBA 500 Grundlegende Maßnahmen bei Tätigkeiten mit biologischen Arbeitsstoffen; https://www.baua.de/DE/Angebote/Rechtstexte-und-Technische-Regeln/Regelwerk/TRBA/TRBA-500.html

Verordnung über Sicherheit und Gesundheitsschutz bei Tätigkeiten mit biologischen Arbeitsstoffen (Biostoffverordnung – BioStoffV). http://www.gesetze-im-internet.de/biostoffv_2013/index.html

WHO Listeriosis. https://www.who.int/news-room/fact-sheets/detail/listeriosis

Wilking H, Lachmann R, Holzer A, Halbedel S, Flieger A, Stark K. Ongoing High Incidence and Case-Fatality Rates for Invasive Listeriosis, Germany, 2010–2019. Emerg Infect Dis. 2021 Sep;27(9):2485–2488. doi: 10.3201/eid2709.210068. PMID: 34424172; PMCID: PMC8386774

Neisseria gonorrhoeae

Allgemeines	wissenschaftlicher Name/Familie	Neisseria gonorrhoeae/Neisseriaceae	RKI-Ratgeber Gonorrhoe
	allgemein üblicher Name	Gonokokken	
	Abkürzung	Go	
	Erkrankung	Gonorrhö oder Tripper	Unemo et al. 2019
Epidemiologie	Verbreitung	weltweit	RKI-Ratgeber Gonorrhoe
	Varianten	keine bekannt	
	Vorkommen/ Wirte	Mensch	
	postnatale Übertragung	direkte Schleimhautkontakte beim Sexual-/Geschlechtsverkehr (oral, genital, anal), Gonokokken besiedeln die Epithelien der weiblichen und männlichen Harnröhre, des Zervikalkanals, des Rektums, des Pharynx und der Konjunktiven.	
	Inkubationszeit	1–14 Tage	
	pränatale Übertragung	keine transplazentare Übertragung	
	perinatale Übertragung	Übertragung während des Geburtsvorgangs bei Infektion des mütterlichen Geburtskanals	
	Übertragung beim Stillen	nicht beschrieben	
	Durchseuchung (weltweit)	WHO: ca. 87 x 10^6 Neuerkrankungen/ Jahr, deutlich zunehmende Inzidenz in Europa und USA	RKI-Ratgeber Gonorrhoe; CDC/USA, 2017; Delpech et al. 2009; ECDC, 2016
	Durchseuchung (Deutschland)	vor allem bei jungen Erwachsenen (15–25 Jahre), häufiger bei MSM-Männern (MSM: 7–15 %), Sachsen: Anstieg der gemeldeten Infektionen von 1,8 Fällen/100.000 Einwohner/2001 auf 19,9 Fälle/100.000/2019	RKI-Ratgeber Gonorrhoe; Jansen et al., 2020

Akute Infektion	Verlauf		
Bei Kindern, Erwachsenen	asymptomatische Infektion	Frauen: ca. 50 %, Männer: 10–30 %	RKI-Ratgeber Gonorrhoe
	häufige Symptome	eitrige Sekretionen der Schleimhaut an der Eintrittspforte, Harnröhre (Bonjour- Tröpfchen beim Mann), rektale Gonorrhö, septische Arthritis, pharyngeale Gonokokkeninfektion (50–80 % asymptomatisch), bei Autoinokulation: Gonokokken-Augenentzündung, Frauen: Entzündung von Gebärmutter, Eileiter, Eierstöcke, gesamtes Becken durch aufsteigende Infektionen, extrauterine Schwangerschaft und/oder Sterilität sind möglich, Männer: Entzündung von Prostata, Samenbläschen, Nebenhoden	RKI-Ratgeber Gonorrhoe; Curry et al., 2019; Buder et al., 2016; Whelan et al., 2021
	seltene Symptome	disseminierte Infektion ohne oder mit sehr milden mukosalen Symptomen; Trias: intermittierende Fieberschübe, Polyarthritis, vaskulitisch-hämorrhagische Hautveränderungen an den Extremitäten; Monarthritis gonorrhoica, Karditis, Meningitis, Osteomyelitis, Tendosynovitis	
Bei Schwangeren		Scheidenentzündung (Kolpitis gonorrhoica), septische Aborte; Verschlimmerung von gonorrhoischer Arthritis und Tendosynovitis	
Bei Feten		keine transplazentare Übertragung/ fetale Infektion	Buder et al., 2016
Bei Neugeborenen	nach perinataler Infektion	30–40 % der infizierten Kinder: Gonokokken-Konjunktivitis, Erblindung, bei 35 % der Kinder mit Gonokokken-Konjunktivitis: oropharyngeale Gonokokkeninfektion, selten: Proktitis, Stomatitis, Arthritis, Meningitis und Hautabszesse (nach intrapartaler Kopfschwartenelektrode)	RKI-Ratgeber Gonorrhoe; Buder et al., 2016; Whelan et al., 2021
Persistierende Infektion	möglich	ja	
	Symptome/ Schwangere	s.o.	
	Symptome/Fetus	s.o.	

Reinfektion	möglich	ja	
	Symptome/ Schwangere	s.o.	
	Symptome/Fetus	s.o.	
Prävention	Impfung	nicht verfügbar, partielle Kreuzimmunität (30 %) durch Meningokokken-B-Impfung möglich.	Petousis-Harris et al. 2017
	Hygiene	Safer Sex, Reduktion von sexuellem Risikoverhalten	
	Verhinderung der Übertragung auf Neugeborenes	Angebot von Schwangerenscreening und frühzeitige Behandlung	
Therapie	antiinfektiöse Chemoprophylaxe/ -therapie	Therapie: Ceftriaxon oder Cefotaxim oder Cefixim, ggf. plus Azithromycin, Schwangere: Ceftriaxon, Partnerbehandlung Prophylaxe: unmittelbar nach Geburt beim Neugeborenen: Erythromycin oder Tetracyclin-Augensalbe	Buder et al., 2016; WHO Guideline, 2016; Comunián-Carrasco et al., 2018
Arbeitsschutz	Umgang mit dem Erreger im Labor/ in der Forschung	Basishygiene, persönliche Schutzausrüstung	MuSchG ArbSchG ArbMedVV BioStoffV TRBA 100 TRBA 250 TRBA 400 TRBA 500
	Einstufung nach BioStoffV	Risikogruppe 2	
	Meldepflicht nach IfSG	gemäß § 7 (3) (Labormeldepflicht): nicht namentliche Meldung bei direktem und indirektem Nachweis von N. gonorrhoeae mit verminderter Empfindlichkeit gegen bestimmte Antibiotika	

Literatur

Buder S et al., 2018. AWMF-S2k-Leitlinie 059–004: Diagnostik und Therapie der Gonorrhoe. https://www.awmf.org/leitlinien/detail/ll/059-004.html

CDC/USA. Centers for Disease Control and Prevention. Sexually Transmitted Disease Surveillance 2016. Atlanta: US Department of Health and Human Services; 2017

Comunián-Carrasco G, Peña-Martí GE, Martí-Carvajal AJ. Antibiotics for treating gonorrhoea in pregnancy. Cochrane Database Syst Rev. 2018 Feb 21;2(2):CD011167. doi: 10.1002/14651858.CD011167.pub2. PMID: 29465747; PMCID: PMC6491276

Curry A, Williams T, Penny ML. Pelvic Inflammatory Disease: Diagnosis, Management, and Prevention. Am Fam Physician. 2019 Sep 15;100(6):357–364. PMID: 31524362

Delpech V, Martin IM, Hughes G et al. Epidemiology and clinical presentation of gonorrhoea in England and Wales: findings from the Gonococcal Resistance to Antimicrobials Surveillance Programme 2001–2006. Sex Transm Infect 2009; 85(5): 317–21

ECDC, European Centre for Disease Prevention and Control. Gonorrhea- Annual Epidemiological Report 2014; Stockholm: ECDC 2016

Gesetz über die Durchführung von Maßnahmen des Arbeitsschutzes zur Verbesserung der Sicherheit und des Gesundheitsschutzes der Beschäftigten bei der Arbeit (Arbeitsschutzgesetz – ArbSchG)

Jansen K, Gyde S, Potthoff A, Schuppe A-K, Beer D, Jessen H, Scholten S, Spornraft-Ragaller P, Bremer V, Tiemann C & MSM Screening Study group STI in times of PrEP. High prevalence of chlamydia, gonorrhea, and mycoplasma at different anatomic sites in men who have sex with men in Germany, BMC Infectious Diseases volume 20, Article number: 110 (Febr. 2020)

Leitfaden STI-Therapie, Dt. Gesellschaft zur Förderung der sexuellen Gesundheit, 2020/2021

Petousis-Harris H. et al. Effectiveness of a group B outer membrane vesicle meningococcal vaccine against gonorrhoea in New Zealand: a retrospective case-control study. Lancet, Juli 2017

RKI-Ratgeber Gonorrhoe; https://www.rki.de/DE/Content/InfAZ/G/Gonorrhoe/Gonorrhoe.html;jsessionid=F7211A22F B8957232AC30AF812FF785C.internet051?cms_box=1&cms_current=Gonorrh%C3 %B6+%28T ripper%29&cms_lv2=2382548

Technische Regeln für Biologische Arbeitsstoffe (TRBA); https://www.baua.de/DE/Angebote/Rechtstexte-und-Technische-Regeln/Regelwerk/TRBA/TRBA.html

TRBA 100 Schutzmaßnahmen für Tätigkeiten mit biologischen Arbeitsstoffen in Laboratorien; https://www.baua.de/DE/Angebote/Rechtstexte-und-Technische-Regeln/Regelwerk/TRBA/TRBA-100.html

TRBA 250 Biologische Arbeitsstoffe im Gesundheitswesen und in der Wohlfahrtspflege; https://www.baua.de/DE/Angebote/Rechtstexte-und-Technische-Regeln/Regelwerk/TRBA/TRBA-250.html

TRBA 400 Handlungsanleitung zur Gefährdungsbeurteilung und für die Unterrichtung der Beschäftigten bei Tätigkeiten mit biologischen Arbeitsstoffen; https://www.baua.de/DE/Angebote/Rechtstexte-und-Technische-Regeln/Regelwerk/TRBA/TRBA-400.html

TRBA 500 Grundlegende Maßnahmen bei Tätigkeiten mit biologischen Arbeitsstoffen; https://www.baua.de/DE/Angebote/Rechtstexte-und-Technische-Regeln/Regelwerk/TRBA/TRBA-500.html

Unemo M, Seifert HS, Hook EW 3rd, Hawkes S, Ndowa F, Dillon JR. Gonorrhoea. Nat Rev Dis Primers. 2019 Nov 21;5(1):79. doi: 10.1038/s41572-019-0128-6. PMID: 31754194

Verordnung über Sicherheit und Gesundheitsschutz bei Tätigkeiten mit biologischen Arbeitsstoffen (Biostoffverordnung – BioStoffV); http://www.gesetze-im-internet.de/biostoffv_2013/index.html

Verordnung zur arbeitsmedizinischen Vorsorge (ArbMedVV); https://www.bmas.de/DE/Service/Publikationen/a453-arbeitsmedizinischen-vorsorge.html

Whelan J, Eeuwijk J, Bunge E, Beck E. Systematic Literature Review and Quantitative Analysis of Health Problems Associated with Sexually Transmitted Neisseria gonorrhoeae Infection. Infect Dis Ther. 2021 Dec;10(4):1887–1905. doi: 10.1007/s40121-021-00481-z. Epub 2021 Jul 17. PMID: 34279817; PMCID: PMC8572915

WHO Guidelines for the Treatment of *Neisseria gonorrhoeae*. Geneva: World Health Organization; 2016. PMID: 27512795

Streptococcus agalactiae (Gruppe-B-Streptokokken)

Allgemeines	wissenschaftlicher Name	Streptococcus agalactiae	
	allgemein üblicher Name	B-Streptokokken	
	Abkürzung	GBS (Gruppe-B-Streptokokken)	
	Erkrankung	neonatale GBS-Sepsis, Kindbettfieber	Raabe und Shane, 2019
Epidemiologie	Verbreitung	weltweit	
	Varianten	10 (Kapsel-)Serotypen, Deutschland: v.a. Serotyp III (30 %), Serotyp V (25 %)	Hall et al., 2017
	Vorkommen/ Wirte	Mensch, Säugetiere (Mastitis in Kühen)	
	postnatale Übertragung	Kontakt mit Trägern (kolonisiertes Ärzte- und Pflegepersonal, Verwandte)	
	Inkubationszeit	2–4 Tage	
	pränatale Übertragung	nicht bekannt	
	Übertragung durch Stillen	kontrovers diskutiert	Zimmermann et al., 2017
	Durchseuchung (weltweit)	10–30 % aller Schwangeren sind asymptomatische Trägerinnen (intestinal und vaginal).	Russell et al., 2017
	Durchseuchung (Deutschland)	Kinder: 2–5 Fälle von Neugeborenen-GBS-Sepsis/1.000 Lebendgeburten, Kolonisation/Besiedelung: Schwangere: ca. 16 %, Senioren: ca. 17 %, Gesamtbevölkerung: 15–20 %	Bührer und Pohlandt, 2016
Akute Infektion	Verlauf		
Bei Kindern, Erwachsenen	asymptomatische Infektion	bei kolonisierten Erwachsenen: häufig, bei Neugeborenen: wohl selten	
	häufige Symptome	Harnwegsinfektion, Sepsis und Wundinfektionen (besonders bei Diabetes)	
Bei Schwangeren		meist asymptomatisch verlaufende Kolonisierung während der gesamten Schwangerschaft möglich, keine diaplazentare Transmission	

Bei Feten	Zeitpunkt der Infektion		
	präkonzeptionelle Infektion	fetale Erkrankung nicht beschrieben	
	Infektion der Schwangeren (gesamte Schwangerschaft)	diaplazentare Übertragung nicht beschrieben	
Bei Neugeborenen	nach perinataler Infektion	Early-onset-Erkrankung: Meningitis, Sepsis, Pneumonie (hohe Sterblichkeit), Late-onset-Erkrankung (öfter bei postnataler Infektion): vor allem Meningitis	Vornhagen et al., 2017
Persistierende Infektion	möglich	selten beschrieben bei Immungesunden, gehäuft bei Schwangeren und Immunsupprimierten	
	Symptome/ Schwangere	meistens asymptomatisch (s .o.)	
	Symptome/Neugeborene	s.o.	
Reinfektion	möglich	ja	
	Symptome/ Schwangere	meistens asymptomatisch (s.o.)	
	Symptome/Fetus	entfällt	
Prävention	Impfung	bisher nicht verfügbar	
	Hygiene	Körperhygiene in der Spätschwangerschaft, keine Rohmilchprodukte (Euterinfektion bei Kühen)	
Therapie	antiinfektiöse Chemoprophylaxe/-therapie	35. – 37. SSW: Kolonisierung der Schwangeren durch kombinierten Vaginal-/Anorektalabstrich prüfen: bei GBS-Nachweis: Penicillin G (i. v.) mit Wehenbeginn bzw. bei Blasensprung, alternativ i. v. Ampicillin oder Cefazolin, bei Allergie: Clindamycin, Therapie der neonatalen GBS-Sepsis: Penicillin	Bührer und Pohlandt, 2016
Arbeitsschutz	Umgang mit dem Erreger im Labor/ in der Forschung	Basishygiene, persönliche Schutzausrüstung	MuSchG ArbSchG ArbMedVV BioStoffV TRBA 100 TRBA 400 TRBA 500

	Einstufung nach BioStoffV	Risikogruppe 2	
	Meldepflicht nach IfSG	nein	

Literatur

Bührer C und Pohlandt F. 2016. AWMF-Leitlinie (S2k) 024–020. Sepsis bei Neugeborenen – frühe Form – durch Streptokokken der Gruppe B, Prophylaxe. https://www.awmf.org/leitlinien/detail/ll/024-020.html

Gesetz über die Durchführung von Maßnahmen des Arbeitsschutzes zur Verbesserung der Sicherheit und des Gesundheitsschutzes der Beschäftigten bei der Arbeit (Arbeitsschutzgesetz – ArbSchG)

Hall J, Adams NH, Bartlett L, Seale AC, Lamagni T, Bianchi-Jassir F, Lawn JE, Baker CJ, Cutland C, Heath PT, Ip M, Le Doare K, Madhi SA, Rubens CE, Saha SK, Schrag S, Sobanjo-Ter Meulen A, Vekemans J, Gravett MG. Maternal Disease With Group B Streptococcus and Serotype Distribution Worldwide: Systematic Review and Meta-analyses. Clin Infect Dis. 2017 Nov 6;65(suppl_2):S112-S124. doi: 10.1093/cid/cix660. PMID: 29117328; PMCID: PMC5850000

Raabe VN, Shane AL. Group B *Streptococcus* (*Streptococcus agalactiae*). Microbiol Spectr. 2019 Mar;7(2):10.1128/microbiolspec.GPP3–0007–2018. doi: 10.1128/microbiolspec.GPP3–0007- 2018. PMID: 30900541; PMCID: PMC6432937

Russell NJ, Seale AC, O'Driscoll M, O'Sullivan C, Bianchi-Jassir F, Gonzalez-Guarin J, Lawn JE, Baker CJ, Bartlett L, Cutland C, Gravett MG, Heath PT, Le Doare K, Madhi SA, Rubens CE, Schrag S, Sobanjo-Ter Meulen A, Vekemans J, Saha SK, Ip M, GBS Maternal Colonization Investigator Group. Maternal Colonization With Group B Streptococcus and Serotype Distribution

Worldwide: Systematic Review and Meta-analyses. Clin Infect Dis. 2017 Nov 6;65(suppl_2):S100-S111. doi: 10.1093/cid/cix658. PMID: 29117327; PMCID: PMC5848259

Technische Regeln für Biologische Arbeitsstoffe (TRBA); https://www.baua.de/DE/Angebote/Rechtstexte-und-Technische-Regeln/Regelwerk/TRBA/TRBA.html

TRBA 100 Schutzmaßnahmen für Tätigkeiten mit biologischen Arbeitsstoffen in Laboratorien; https://www.baua.de/DE/Angebote/Rechtstexte-und-Technische-Regeln/Regelwerk/TRBA/TRBA-100.html

TRBA 400 Handlungsanleitung zur Gefährdungsbeurteilung und für die Unterrichtung der Beschäftigten bei Tätigkeiten mit biologischen Arbeitsstoffen; https://www.baua.de/DE/Angebote/Rechtstexte-und-Technische-Regeln/Regelwerk/TRBA/TRBA-400.html

TRBA 500 Grundlegende Maßnahmen bei Tätigkeiten mit biologischen Arbeitsstoffen; https://www.baua.de/DE/Angebote/Rechtstexte-und-Technische-Regeln/Regelwerk/TRBA/TRBA-500.html

Verordnung über Sicherheit und Gesundheitsschutz bei Tätigkeiten mit biologischen Arbeitsstoffen (Biostoffverordnung – BioStoffV) http://www.gesetze-im-internet.de/biostoffv_2013/index.html

Vornhagen J, Adams Waldorf KM, Rajagopal L. Perinatal Group B Streptococcal Infections: Virulence Factors, Immunity, and Prevention Strategies. Trends Microbiol. 2017 Nov;25(11):919–931. doi: 10.1016/j.tim.2017.05.013. Epub 2017 Jun 17. PMID: 28633864; PMCID: PMC5650539

Zimmermann P, Gwee A, Curtis N. The controversial role of breast milk in GBS late-onset disease. J Infect. 2017 Jun;74 Suppl 1:S34-S40. doi: 10.1016/S0163–4453(17)30189–5. PMID: 28646

Treponema pallidum subspecies pallidum

Allgemeines	wissenschaftlicher Name/Gattung/Familie	Treponema pallidum (subspecies pallidum)/Treponema/Spirochaetaceae	RKI-Ratgeber Syphilis (Lues)
	allgemein üblicher Name	Treponema pallidum	
	Abkürzung	T. pallidum ssp. pallidum	
	Erkrankung	venerische Syphilis (Lues venerea)	
Epidemiologie	Verbreitung	weltweit	RKI-Ratgeber Syphilis (Lues)
	Varianten	mehrere Subspezies	
	Vorkommen/Wirte	Mensch	
	postnatale Übertragung	Hauptsächlich: Sexualkontakte, selten: Blut	
	Inkubationszeit	2–3 Wochen, selten bis 90 Tage	
	pränatale Übertragung	bei Bakteriämie der Mutter (v.a. Lues II bzw. Sekundärstadium) Übertragung ab 12. SSW möglich, gehäuft ab der 16.–18. SSW	AWMF-Leitlinie 059–002; RKI-Ratgeber Syphilis (Lues); Easterlin et al., 2021
	perinatale Übertragung	selten	
	Übertragung durch Stillen	Muttermilch: nicht beschrieben, möglich über syphilitische Läsionen an der Brust	
	Durchseuchung (weltweit)	WHO: ca. 12×10^6 Neuerkrankungen/Jahr, davon ca. 90 % in Entwicklungsländern	
	Durchseuchung (Deutschland)	2020: 7.374 Infektionen, 2021: 6.751 Infektionen, 2022: 8.309 Infektionen davon Infektionen bei Frauen: ca. 6 %, konnatale Infektionen: 3–6 Fälle/Jahr	Infektionsepidemiologische Jahrbücher meldepflichtiger Krankheiten, RKI

Akute Infektion	Verlauf		RKI-Ratgeber Syphilis (Lues); Peeling et al., 2017; Forrestel et al., 2020
Bei Kindern, Erwachse-nen	asymptomatische Infektion	ca. 50 % der Infizierten	
	Symptome	Lues I/Primärsyphilis (2–3 Wochen): schmerzlose, derbe Primärläsionen (Papel, Ulkus) mit regionaler indolenter Lymphadenopathie an der Eintrittspforte Lues II/Sekundärsyphilis: (6 Wochen nach Abheilung der Primärläsionen): Bakteriämie, allgemein- und vielfältige Haut- und Schleimhautsymptome, evtl. Meningitis, unbehandelt chronisch-rezidivierende Symptome und Übergang in mehrjährige bis jahrzehntelange Latenzphase (Syphilis latens) Lues III/Tertiärsyphilis (Spätphase): Hautveränderungen (Gummen) und Gefäßerkrankungen; Lues IV/Spätphase: ZNS-Schäden (Neurosyphilis) Spontanheilung: bei etwa 30 % der unbehandelten Syphilisfälle	
Bei Schwan-geren		wie bei Kindern/Erwachsenen (s.o.)	Adhikari, 2020
Bei Feten		Beeinträchtigungen der Schwangerschaft und Entwicklungsstörungen (ca. 66–70 %), bei diaplazentarer Übertragung und unbehandelter intrauteriner Infektion: Spontanabort, Totgeburt, Frühgeburt oder Tod kurz nach Geburt (ca. 50 %).	Gomez et al., 2013; AWMF-Leitlinie 059–002; RKI-Ratgeber Syphilis (Lues)
Bei Neuge-borenen	nach fetaler Infek-tion	10–40 %: Frühgeburt und niedriges Geburtsgewicht, ca. 50–70 %: bei Geburt klinisch unauffällig, Symptome meist bei Frühgeborenen; Entwicklung der Erkrankung innerhalb der ersten 8 Lebensmonate: Frühstadium (bis zum 2. Lebensjahr): Rhinitis mit infektiösem Nasensekret, Hauteffloreszenzen, Hepatosplenomegalie, Glomerulonephritis, generalisierte Lymphadenopathie, Knochenläsionen, Neurosyphilis; Spätstadium (ab dem 2. Lebensjahr): Hutchinson'sche Trias (tonnenförmig gerundete, eingekerbte Schneidezähne), Keratitis parenchymatosa, Innenohrschwerhörigkeit	AWMF-Leitlinie 059–002

Persistierende Infektion	möglich	ja in Stadien (Lues I-III/IV) über viele Jahre bzw. Jahrzehnte verlaufende Erkrankung	
	Symptome/ Schwangere	s.o.	
	Symptome/Fetus	s.o.	
	Symptome/Neugeborene	s.o.	
Reinfektion	möglich	bei ca. 37 % der Infizierten, MSM: 45 % (im Jahr 2018), Frauen: 10 %	AWMF-Leitlinie 059–002
	Symptome/ Schwangere	s.o.	
	Symptome/Fetus	s.o.	
	Symptome Neugeborene	s.o.	
Prävention	Impfung	nicht verfügbar	
	Hygiene	Safer Sex	
	Verhinderung der transplazentaren Übertragung	Screening in der Frühschwangerschaft und entsprechende Therapie	Mutterschafts-Richtlinien
Therapie	antiinfektiöse Chemoprophylaxe/-therapie	Frühsyphilis: Benzathin-Benzylpenicillin, bei Penicillinallergie: Ceftriaxon Neurosyphilis: Penicillin G, konnatale Syphilis: Penicillin G	AWMF-Leitlinie 059–002; Rowe et al., 2018
Arbeitsschutz	Umgang mit dem Erreger im Labor/ in der Forschung	Basishygiene, persönliche Schutzausrüstung	MuSchG ArbSchG ArbMedVV BioStoffV TRBA 100 TRBA 250 TRBA 400 TRBA 500
	Einstufung nach BioStoffV	Risikogruppe 2	
	Meldepflicht nach IfSG	gemäß § 7: nicht namentliche Meldung des direkten und indirekten Nachweises einer Treponema-Pallidum-Infektion	
	ArbMedVV	Pflichtvorsorge biologische Arbeitsstoffe lediglich bei gezielten Tätigkeiten, d.h. Umgang mit dem Erreger in Labor oder Forschung	

Literatur

Adhikari EH. Syphilis in Pregnancy. Obstet Gynecol. 2020 May;135(5):1121–1135. doi: 10.1097/AOG.0000000000003788. PMID: 32282589

AWMF-Leitlinie (S2k) 059–002, 2021: Diagnostik und Therapie der Syphilis. https://www.awmf.org/leitlinien/detail/ll/059-002.html

Easterlin MC, Ramanathan R, De Beritto T. Maternal-to-Fetal Transmission of Syphilis and Congenital Syphilis. Neoreviews. 2021 Sep;22(9):e585-e599. doi: 10.1542/neo.22–9-e585. PMID: 34470760

Forrestel AK, Kovarik CL, Katz KA. Sexually acquired syphilis: Historical aspects, microbiology, epidemiology, and clinical manifestations. J Am Acad Dermatol. 2020 Jan;82(1):1–14. doi: 10.1016/j.jaad.2019.02.073. Epub 2019 Apr 12. PMID: 30986477

Gesetz über die Durchführung von Maßnahmen des Arbeitsschutzes zur Verbesserung der Sicherheit und des Gesundheitsschutzes der Beschäftigten bei der Arbeit (Arbeitsschutzgesetz – ArbSchG)

Gomez GB, Kamb ML, Newman LM, Mark J, Broutet, N, Hawkes SJ (2013). Untreated maternal syphilis and adverse outcomes of pregnancy: a systematic review and meta-analysis. Bull World Health Organ 91(3): 217–226

Infektionsepidemiologisches Jahrbuch meldepflichtiger Krankheiten für 2018/2019/2020, Robert Koch-Institut

Mutterschaftsrichtlinien, G-BA, 2022; https://www.g-ba.de/richtlinien/19/

Peeling RW, Mabey D, Kamb ML, Chen XS, Radolf JD, Benzaken AS. Syphilis. Nat Rev Dis Primers. 2017 Oct 12;3:17073. doi: 10.1038/nrdp.2017.73. PMID: 29022569; PMCID: PMC5809176

RKI-Ratgeber Syphilis (Lues), Robert Koch-Institut; https://www.rki.de/DE/Content/InfAZ/S/Syphilis/Syphilis.html;jsessionid=ED987D1E0D8EF1B71D31D0D32E02FD1D.internet102?cms_box=1&cms_current=Syphilis+%28Lues%29&cms_lv2=2905920

Rowe CR, Newberry DM, Jnah AJ. Congenital Syphilis. A Discussion of Epidemiology, Diagnosis, Management, and Nurses' Role in Early Identification and Treatment. Adv Neonatal Care. 2018 Dec;18(6):438–445. doi: 10.1097/ANC.0000000000000534. PMID: 30020089

Technische Regeln für Biologische Arbeitsstoffe (TRBA); https://www.baua.de/DE/Angebote/Rechtstexte-und-Technische-Regeln/Regelwerk/TRBA/TRBA.html

TRBA 100 Schutzmaßnahmen für Tätigkeiten mit biologischen Arbeitsstoffen in Laboratorien; https://www.baua.de/DE/Angebote/Rechtstexte-und-Technische-Regeln/Regelwerk/TRBA/TRBA-100.html

TRBA 250 Biologische Arbeitsstoffe im Gesundheitswesen und in der Wohlfahrtspflege; https://www.baua.de/DE/Angebote/Rechtstexte-und-Technische-Regeln/Regelwerk/TRBA/TRBA-250.html

TRBA 400 Handlungsanleitung zur Gefährdungsbeurteilung und für die Unterrichtung der Beschäftigten bei Tätigkeiten mit biologischen Arbeitsstoffen; https://www.baua.de/DE/Angebote/Rechtstexte-und-Technische-Regeln/Regelwerk/TRBA/TRBA-400.html

TRBA 500 Grundlegende Maßnahmen bei Tätigkeiten mit biologischen Arbeitsstoffen; https://www.baua.de/DE/Angebote/Rechtstexte-und-Technische-Regeln/Regelwerk/TRBA/TRBA-500.html

Verordnung über Sicherheit und Gesundheitsschutz bei Tätigkeiten mit biologischen Arbeitsstoffen (Biostoffverordnung – BioStoffV) http://www.gesetze-im-internet.de/biostoffv_2013/index.html

Verordnung zur arbeitsmedizinischen Vorsorge (ArbMedVV) https://www.bmas.de/DE/Service/Publikationen/a453-arbeitsmedizinischen-vorsorge.html

Toxoplasma gondii

Allgemeines	wissenschaftlicher Name	Toxoplasma gondii	
	allgemein üblicher Name	Toxoplasmen	
	Abkürzung	entfällt	
	Erkrankung	Toxoplasmose	
Epidemiologie	Verbreitung	weltweit	
	Varianten	3 Hauptgenotypen, mehrere weitere Genotypen, Deutschland: vor allem Genotyp II	Herrmann et al., 2014
	Vorkommen/Wirte	Mensch, viele Säugetierarten, Vögel, Muscheln und andere Schalentiere	Schlüter et al., 2014
	postnatale Übertragung	Verzehr von unzureichend erhitztem Fleisch, Kontakt mit Katzenkot oder kontaminierter Erde, iatrogen durch Blut/Blutprodukte	Groß, 2004
	Inkubationszeit	2–3 Wochen	
	pränatale Übertragung	diaplazentar bei Erstinfektion der Schwangeren, Übertragungsrisiko: 1. Trimenon: 14 %, 2. Trimenon: 29 %, 3. Trimenon: 59 %	Groß et al., 2001
	perinatale Übertragung	nicht beschrieben	
	Übertragung durch Stillen	nicht beschrieben	
	Durchseuchung (weltweit)	direkte Korrelation mit dem Lebensalter	Groß et al., 2001
	Durchseuchung (Deutschland)	Kinder: 10 %, Schwangere: 20–30 %, Senioren: >70 %, Gesamtbevölkerung: 50 %	Wilking et al., 2016; Pleyer et al., 2019
Akute Infektion	Verlauf		
Bei Kindern, Erwachsenen	asymptomatische Infektion	80–90 %	Groß et al., 2001
	häufige Symptome	grippeähnliche Symptome, Lymphadenitis (Hals), Kopfschmerzen, Sehbeschwerden	Groß et al., 2001

Bei Schwangeren		meist asymptomatisch während der gesamten Schwangerschaft	Groß et al., 2001; Groß et al., 2017
Bei Feten	Zeitpunkt der Infektion		
	präkonzeptionelle Infektion	fetale Erkrankung nicht beschrieben	
	Infektion der Schwangeren im 1. Trimenon	wahrscheinlich meistens Abort	Hotop et al., 2012; Groß et al., 2017
	Infektion der Schwangeren im 2. Trimenon	ca. 30 % der infizierten Feten: Hydrocephalus, intrazerebrale Kalzifikationen, Retinochorioiditis	
	Infektion der Schwangeren im 3. Trimenon bis Geburt	ca. 10 % der infizierten Feten: oft nur Retinochorioiditis	
Bei Neugeborenen	nach fetaler Infektion	bei zerebraler Beteiligung: neurologische Entwicklungsstörungen, bei Augenbeteiligung: Sehstörungen bis hin zur Erblindung	
Persistierende Infektion		Toxoplasmen persistieren beim Immungesunden stets lebenslang, insbesondere in Neuronen des Gehirns.	
		bei Suppression der zellulären Immunität: zerebrale Toxoplasmose durch Reaktivierung von Toxoplasma-Zysten	
	Symptome/ Schwangere	meistens asymptomatisch (s.o.)	
	Symptome/Fetus	abhängig vom Zeitpunkt der Erstinfektion während der Schwangerschaft (s.o.)	RKI-Ratgeber Toxoplasmose
Reinfektion	möglich	ja	
	Symptome/ Schwangere	meistens asymptomatisch (s.o.)	
	Symptome/Fetus	keine (Symptome nur bei Erstinfektion während einer Schwangerschaft, s.o.)	
Prävention	Impfung	nicht verfügbar	
	Hygiene	keine Rohfleischprodukte, Katzentoilette täglich von nicht schwangerer Person reinigen lassen, Gartenarbeit nur mit Handschuhen, Küchenhygiene	RKI-Ratgeber Toxoplasmose

	Verhinderung der transplazentaren Übertragung	Spiramycin	RKI-Ratgeber Toxoplasmose
Therapie	antiinfektiöse Chemotherapie	vor 16. SSW: Spiramycin, ab 16. SSW: Pyrimethamin plus Sulfadiazin (oder Clindamycin) plus Folinsäure, bei Retinochorioiditis: 1. Wahl: Pyrimethamin plus Sulfadiazin (oder Clindamycin) plus Folinsäure, 2. Wahl: Cotrimoxazol, jeweils ggf. plus Kortikosteroide	RKI-Ratgeber Toxoplasmose; Maenz et al., 2014
Arbeitsschutz	Umgang mit dem Erreger in Labor/Forschung, Versuchstierhaltung	persönliche Schutzausrüstung	MuSchG ArbSchG ArbMedVV BioStoffV TRBA 100 TRBA 120 TRBA 400 TRBA 500
	Einstufung nach BioStoffV	Risikogruppe 2	
	Meldepflicht nach IfSG	konnatale Toxoplasmose, § 7 (3)	RKI-Ratgeber Toxoplasmose

Literatur

Gesetz über die Durchführung von Maßnahmen des Arbeitsschutzes zur Verbesserung der Sicherheit und des Gesundheitsschutzes der Beschäftigten bei der Arbeit (Arbeitsschutzgesetz – ArbSchG)

Groß U, Roos T, Friese K. Toxoplasmose in der Schwangerschaft. Dt. Ärzteblatt 2001; 98: A 3293– 3300

Groß U. Prävalenz und Public-Health-Aspekte der Toxoplasmose. Bundesgesundheitsblatt 2004; 47: 692–697

Groß U, Enders M, Garweg JG, Reiter-Owona I, L. Schrod L. Toxoplasmose in der Schwangerschaft und beim Neugeborenen. pädiatrische praxis 2017 87: 1—12

Herrmann DC, Maksimov P, Hotop A, Groß U, Däubener W, Liesenfeld O, Pleyer U, Conraths FJ, Schares G. Genotyping of samples from German patients with ocular, cerebral and systemic toxoplasmosis reveals a predominance of Toxoplasma gondii type II. Int J Med Microbiol. 2014 Oct;304(7):911–6. doi: 10.1016/j.ijmm.2014.06.008. Epub 2014 Jun 27. PMID:25037927

Hotop A, Hlobil H, Gross U. Efficacy of rapid treatment initiation following primary Toxoplasma gondii infection during pregnancy. Clin Infect Dis. 2012 Jun;54(11):1545–52. doi: 10.1093/cid/cis234. Epub 2012 Mar 29. PMID: 22460980

Maenz M, Schlüter D, Liesenfeld O, Schares G, Gross U, Pleyer U. Ocular toxoplasmosis past, present and new aspects of an old disease. Prog Retin Eye Res. 2014 Mar;39:77–106. doi: 10.1016/j.preteyeres.2013.12.005. Epub 2014 Jan 9. PMID: 24412517

Pleyer U, Gross U, Schlüter D, Wilking H, Seeber F. Toxoplasmosis in Germany. Dtsch Arztebl Int. 2019 Jun 21;116(25):435–444. doi: 10.3238/arztebl.2019.0435. PMID: 31423982; PMCID: PMC6706837

RKI-Ratgeber Toxoplasmose. https://www.rki.de/DE/Content/InfAZ/T/Toxoplasmose/Toxoplasmose.html;jsessionid=C46E80245C945DF09FA00E54057D928D.internet112?cms_box=1&cms_current=Toxoplasmose&c ms_lv2=2390222

Schlüter D, Däubener W, Schares G, Groß U, Pleyer U, Lüder C. Animals are key to human toxoplasmosis. Int J Med Microbiol. 2014 Oct;304(7):917–29. doi: 10.1016/j.ijmm.2014.09.002. Epub 2014 Sep 10. PMID: 25240467

Technische Regeln für Biologische Arbeitsstoffe (TRBA); https://www.baua.de/DE/Angebote/Rechtstexte-und-Technische-Regeln/Regelwerk/TRBA/TRBA.html

TRBA 100 Schutzmaßnahmen für Tätigkeiten mit biologischen Arbeitsstoffen in Laboratorien; https://www.baua.de/DE/Angebote/Rechtstexte-und-Technische-Regeln/Regelwerk/TRBA/TRBA-100.html

TRBA 120 Versuchstierhaltung; https://www.baua.de/DE/Angebote/Rechtstexte-und-Technische-Regeln/Regelwerk/TRBA/TRBA-120.html

TRBA 400 Handlungsanleitung zur Gefährdungsbeurteilung und für die Unterrichtung der Beschäftigten bei Tätigkeiten mit biologischen Arbeitsstoffen; https://www.baua.de/DE/Angebote/Rechtstexte-und-Technische-Regeln/Regelwerk/TRBA/TRBA-400.html

TRBA 500 Grundlegende Maßnahmen bei Tätigkeiten mit biologischen Arbeitsstoffen; https://www.baua.de/DE/Angebote/Rechtstexte-und-Technische-Regeln/Regelwerk/TRBA/TRBA-500.html

Verordnung über Sicherheit und Gesundheitsschutz bei Tätigkeiten mit biologischen Arbeitsstoffen (Biostoffverordnung – BioStoffV) http://www.gesetze-im-internet.de/biostoffv_2013/index.html

Wilking H, Thamm M, Stark K, Aebischer T, Seeber F. Prevalence, incidence estimations, and risk factors of Toxoplasma gondii infection in Germany: a representative, cross-sectional, serological study. Sci Rep. 2016 Mar 3;6:22551. doi: 10.1038/srep22551. PMID: 26936108; PMCID: PMC4776094

Stichwortverzeichnis